LA SYPHILIS

AUJOURD'HUI

ET

CHEZ LES ANCIENS

COULOMMIERS
Imprimerie P. Brodard et Gallois.

Dr F. BURET

LA SYPHILIS

AUJOURD'HUI

ET

CHEZ LES ANCIENS

« *Nihil sub sole novum* —
Rien de nouveau sous le soleil. »
(Ecclés., ch. 1, v. 10.)

SYMPTOMES FONDAMENTAUX DE LA SYPHILIS; SIGNES AUXQUELS
ON PEUT LA RECONNAITRE.
LES AFFECTIONS VÉNÉRIENNES
ENVISAGÉES AUX DIFFÉRENTS POINTS DE VUE MÉDICAL,
LITTÉRAIRE, HISTORIQUE ET ANECDOTIQUE CHEZ TOUS
LES PEUPLES DE L'ANTIQUITÉ
LA SYPHILIS
ÉTUDIÉE DANS SES RAPPORTS AVEC LA PROSTITUTION
ET LES ABERRATIONS DU SENS GÉNÉSIQUE DEPUIS
LA CRÉATION DU MONDE.
LES MONSTRUOSITÉS DE LA DEBAUCHE
DANS L'EMPIRE ROMAIN; CONSÉQUENCES PATHOLOGIQUES.
TRAITEMENT RATIONNEL DE LA SYPHILIS.

PARIS

SOCIÉTÉ D'ÉDITIONS SCIENTIFIQUES

4, RUE ANTOINE-DUBOIS, 4
ET PLACE DE L'ÉCOLE-DE-MÉDECINE

1890

DR F. BURET

LA SYPHILIS

AUJOURD'HUI

ET

CHEZ LES ANCIENS

« Nihil sub sole novum —
Rien de nouveau sous le soleil. »
(Ecclés., ch. I, ỹ 10.)

SYMPTÔMES FONDAMENTAUX DE LA SYPHILIS ; SIGNES AUXQUELS
ON PEUT LA RECONNAÎTRE.
LES AFFECTIONS VÉNÉRIENNES
ENVISAGÉES AUX DIFFÉRENTS POINTS DE VUE MÉDICAL,
LITTÉRAIRE, HISTORIQUE ET ANECDOTIQUE CHEZ TOUS
LES PEUPLES DE L'ANTIQUITÉ.
LA SYPHILIS
ÉTUDIÉE DANS SES RAPPORTS AVEC LA PROSTITUTION
ET LES ABERRATIONS DU SENS GÉNÉSIQUE DEPUIS
LA CRÉATION DU MONDE.
LES MONSTRUOSITÉS DE LA DÉBAUCHE
DANS L'EMPIRE ROMAIN : CONSÉQUENCES PATHOLOGIQUES.
TRAITEMENT RATIONNEL DE LA SYPHILIS.

PARIS

SOCIÉTÉ D'ÉDITIONS SCIENTIFIQUES

4, RUE ANTOINE-DUBOIS, 4
ET PLACE DE L'ÉCOLE-DE-MÉDECINE.

1890

A

LA MÉMOIRE

DU

MAITRE

PH. RICORD

AVANT-PROPOS

Notre but, en écrivant ce livre, a été d'épargner au lecteur un travail colossal. Il n'est guère possible, en effet, quelque bonne volonté qu'on puisse avoir, de compulser deux milliers de volumes, uniquement pour connaître l'histoire d'une maladie. La syphilis,

.... puisqu'il faut l'appeler par son nom,

est une de ces affections qui intéressent tout le monde : d'abord, ceux qui l'ont, groupe très appréciable; ensuite, ceux qui ne l'ont pas, c'est-à-dire ceux qui sont exposés à l'avoir. Ne protestez pas : quand vous aurez lu cette étude médico-littéraire, si vous avez le courage d'aller jusqu'au bout, vous n'oserez plus jurer que vous serez toujours indemne, car le mal, comme le bien, nous arrive en dormant.

Quand on voit la liste interminable des auteurs qui ont écrit sur cette affection depuis la grande épidémie du xve siècle, la divergence de leurs opinions sur l'origine et la nature du mal, on est en quelque sorte frappé de stupeur, et on ne sait vraiment par où commencer.

Il nous eût été certainement plus commode de lire d'abord les auteurs modernes dont plusieurs, tels qu'Hunter, Ricord, MM. Alfr. Fournier, Lancereaux, Mauriac, Rollet, etc., ont décrit la syphilis d'une façon magistrale. Nous aurions pu aussi nous contenter de reproduire, sans les justifier, les citations grecques ou latines jetées à tort et à travers dans une foule d'ouvrages du xviiie siècle, ce qui eût abrégé considérablement notre travail. Mais nous avons étudié scrupuleusement les textes des auteurs de l'antiquité, et bien nous en a pris : nous avons pu, de cette façon, élaguer une foule de soi-disant preuves qui ne prouvaient rien du tout, et rétablir dans leur intégrité bien des vers de Martial et d'Horace absolument estropiés, et par suite inintelligibles. Pour d'autres raisons encore, il nous a paru préférable de faire nos recherches nous-même : nous avons voulu retirer de nos lectures une impression personnelle, sans subir l'influence des opinions déjà émises. En effet, nous avions à peine analysé trente opuscules du xvie siècle, que déjà nous commencions à éprouver des doutes sur la nature de l'épidémie de 1494, que la plupart des auteurs considèrent comme le point de départ de la syphilis. Nous n'étions pas éloigné de croire, déjà à ce moment, que la fameuse épidémie ne se rapportait pas uniquement à la maladie qui nous occupe, et que plusieurs affections vénériennes ou cutanées, sans virus syphilitique, avaient dû être décrites sous la même rubrique : *le Mal Français*. Or MM. Ricord, Lancereaux et autres, dont nous n'avons lu les ouvrages que plus tard, émettent la même opinion; nous sommes heureux de nous être rencontré avec des auteurs aussi compétents.

Nous avons donc pris le parti de lire les syphiliographes par ordre chronologique, depuis le xv siècle jusqu'à notre époque. Puis nous avons recherché les traces de la syphilis dans l'antiquité, et nous avons adopté, pour cette étude, l'ordre d'ancienneté des documents littéraires que nous ont légués les peuples des temps primitifs.

Commencées en 1887, nos recherches viennent de prendre fin : nous avons analysé tous les auteurs que nous avons pu nous procurer dans les différentes bibliothèques de Paris. Pour ne pas interrompre la lecture courante de l'ouvrage, nous avons accompagné toutes les citations en langues étrangères, mortes ou vivantes, de la traduction aussi exacte que possible, mais dépourvue de toute prétention. Nous avons aussi rencontré des ouvrages traduits, et nous avons donné le plus souvent les versions des traducteurs : mais chaque fois qu'elles ne nous ont pas paru rendre exactement la pensée des auteurs, nous nous sommes permis d'y apporter des modifications.

Nous dirons également que nous nous sommes efforcé d'écrire tout simplement en français, car nous nous adressons aussi bien aux curieux des sciences et des lettres qu'aux malades et aux médecins. Aussi, pour être compris de tous, n'avons-nous employé les termes techniques que dans les cas où la morale aurait pu se trouver offensée, ou faute d'un mot suffisamment explicite de notre langage usuel.

Ce n'est pas qu'il soit bien difficile d'étaler des mots longs d'une aune, et d'être inintelligible, même pour soi, dans un jargon apocalyptique. On peut se draper dans sa suffisance, se rengorger dans son faux col et employer le style ampoulé qui a fait et fera longtemps encore le succès de ces *professeurs* (!!!) dont la chaire est partout, excepté à la Faculté de médecine. Ces cabotins prétentieux dont l'ignorance fait la force (qu'ont-ils à perdre?), en imposeront peut-être

par leur jactance à un Géronte ahuri qui pensera :
« Que n'ai-je étudié ! » une grosse nourrice cam-
pagnarde en restera bouche bée, ou sortira de sa
torpeur pour s'écrier comme la Jacqueline de
Molière [1] : « L'habile homme que v'là ! Ah ! que
ça est bian dit, notre homme ! » Mais le bon sens
répond par la bouche de Lucas : « Oui, ça est si
biau que je n'y entends goutte ! »

Un de nos amis, littérateur distingué, à qui
nous faisions part de notre intention de rompre
complètement avec le style à la Diafoirus, réflé-
chit une minute et nous répondit en souriant
finement : « Croyez-moi, docteur, gardez la *cravate blanche.* » Eh bien, nous ferons une petite
concession aux préjugés et profiterons de cet avis
dicté par l'expérience ; nous laisserons échapper
quelques phrases pompeuses et sonores, consacrées par l'usage, pour conserver notre prestige
aux yeux de Géronte, mais pas assez cependant
pour encourir les reproches de Lucas, dont l'opinion ne nous est pas indifférente. Le lecteur
appréciera.

Aux confrères qui, perdant de vue le but que
nous poursuivons, croiraient devoir juger sévère-
ment notre travail à cause des citations tirées des
poésies légères de l'antiquité, nous rappellerons

1. *Le Médecin malgré lui*, acte II, sc. v.

que nous soutenons une thèse sur un sujet des plus controversés ; et, qu'en conséquence, nous sommes bien forcé d'aller chercher nos preuves là où nous les pouvons trouver. Si nous analysons Martial, Horace, Juvénal et bien d'autres dont les écrits sont licencieux, comme compensation dont on doit nous tenir compte, nous citons largement la Bible, les Pères de l'Église et la Wie des Saints. Toutefois nous devons reconnaître que ces ouvrages ne pourraient être confiés à des jeunes filles qu'après avoir été soigneusement épurés. Nous n'en voulons comme preuve que le singulier moyen qu'imagina la martyre chrétienne dont parle l'évêque Pallade, pour conserver sa virginité en dépit de ses bourreaux [1].

Mais la lettre que Latour, en 1851, alors directeur de l'*Union médicale*, écrivait à Ricord, ne nous laisse aucune illusion sur ce à quoi nous pouvons nous attendre, n'ayant pas, comme le grand syphiliographe à cette époque, un « bagage » antérieur d'imprimés, ni de longues années de lutte contre les myriades d'ennemis que suscitent toujours les efforts d'un homme qui veut prendre sa place au soleil : il semblerait qu'il essaye de dérober quelque chose aux autres.

---

1. Patrologie grecque, t. XXXIV. *Palladius* ; Lausiaca historia. (Voir la traduction française d'après le texte grec dans le Xᵉ chapitre du présent volume.)

Nous citerons quelques fragments de cette lettre qu'on trouvera en tête de l'ouvrage de Ricord intitulé *Lettres sur la syphilis* [1]. Toutefois nous avons omis à dessein les paroles élogieuses à l'adresse de l'auteur, pour qu'on ne puisse pas croire un seul instant que notre intention ait été de nous comparer au Maître.

Laissons donc parler Latour : lui le connaissait bien ce genre de client qui, sans tenir compte des titres universitaires ou hospitaliers, juge un médecin sur la couleur de sa cravate, son état civil, les bords de son chapeau, les racontars de domestiques et de concierges, que sais-je encore! et vous consacre un homme sur sa seule façon de pontifier.

« Que vous êtes heureux, disait Latour, de n'en être pas à vos débuts professionnels! vous seriez mort comme praticien..... Un médecin qui ne recule pas, le malheureux, devant l'anecdote, et qui ne craint pas, l'imprudent, de faire sourire son lecteur, c'en est fait de lui.....

« Bien vous en a pris de débuter par de solides mémoires, par un gros livre in-8°, de vous élever jusqu'au lourd in-folio tout rempli de belles images, avant d'écrire vos lettres. Sans ce bagage tout à fait respectable, vous risqueriez fort de

____

1. Paris, 1851.

n'être *pas un homme sérieux*..... Au lieu d'endormir votre auditoire, vous le tenez constamment en éveil..... Or il est beaucoup de gens qui ne veulent pas être dérangés de leur sommeil... »

Il n'y a que bien peu de chose à ajouter à ces réflexions qui sont basées sur la triste expérience des faits. Malgré toutes nos précautions, nous serons infailliblement blâmé, soit par ces esprits malheureux qui voient toujours la morale en péril au seul mot de clystère, soit par ces moralistes d'occasion qui, de retour des boudoirs à la mode, diront qu'on n'écrit pas sur un sujet semblable. Mais peu nous *chault*. Comme Martial nous dirons aux uns et aux autres : « Si quelqu'un est susceptible d'être scandalisé par la nudité des expressions (*lascivam verborum veritatem*), — dont l'interprétation fidèle impose la crudité, — qu'il se borne à la lecture de cet avant-propos, ou même qu'il se contente du titre de l'ouvrage (*potest epistolâ, vel potius titulo contentus esse*). »

Dr Fréd. Buret.

Paris, novembre 1889.

LA SYPHILIS

AUJOURD'HUI

ET

CHEZ LES ANCIENS[1]

I

EN QUOI CONSISTE LA VÉROLE MODERNE C'EST-A-DIRE LA SYPHILIS

> Syphilis! à ce nom que, saisi de scrupule,
> Un vulgaire lecteur s'épouvante et recule,
> Qu'il inflige à mon œuvre un pudibond mépris,
> Qu'importe? je m'adresse à ces graves esprits
> Dont l'œil philosophique embrasse pour domaine
> Tout ce qui touche au sort de la nature humaine,
> Ceux qui n'ont pas l'orgueil de croire au-dessous d'eux
> Ce que le monde appelle effrayant ou hideux,
> Et qui, de l'ignorance affrontant l'anathème,
> Sèment au champ public la vérité... quand même!
> (BARTHÉLEMY[2].)

D'abord, qu'est-ce que la syphilis? Tout le monde en parle, beaucoup l'ont, et fort peu savent au juste en quoi elle consiste. Que d'hérésies n'entendons-nous

1. Ce sujet, trop vaste pour être renfermé dans le cadre limité d'un volume, fera l'objet de plusieurs publications. Aussitôt après *la Syphilis chez les Anciens,* nous donnerons *la Syphilis au Moyen Age.*
2. *Syphilis,* poème en deux chants. Paris, 1841.

pas débiter tous les jours à ce propos! Les uns la confondent avec la blennorrhagie (écoulement), et ce avec une apparence de raison. En effet, ce n'est guère qu'au commencement de ce siècle, que l'uréthrite blennorrhagique ne fut plus considérée comme un des symptômes du début de la syphilis. D'ailleurs Grisolle ne disait-il pas encore il y a vingt-cinq ans : « A la suite de beaucoup de blennorrhagies se déclarent divers accidents de syphilis constitutionnelle [1]. » C'est ce qu'il appelle la blennorrhagie *virulente*, trouvant trop exclusive l'opinion de Ricord qui n'admettait pas l'infection syphilitique par la blennorrhagie seule, sans un chancre du canal de l'urèthre. D'autres malades se rassurent quand vous leur annoncez une syphilis, et vous demandent en quoi cela diffère de la vérole. Ne riez pas, cette question m'a souvent été posée.

J'ai promis une causerie plutôt qu'un traité : aussi me garderai-je bien de commettre une description didactique de la maladie qui nous occupe. Je n'ai pas d'autre but, je le déclare sincèrement, que de fournir au public une foule de renseignements à peu près inconnus et cependant fort curieux. Ceux qui voudront un livre purement scientifique, n'auront que l'embarras du choix : il y en a plusieurs centaines [2]; dans une publication ultérieure, lorsque nous examinerons les opinions modernes sur la syphilis, nous nous empresserons d'indiquer les meilleurs ouvrages.

1. *Traité de pathol. int.* Paris, 1864.
2. Ch. Girtanner consacre un volume entier à la bibliographie critique de 1912 ouvrages sur la syphilis publiés de 1495 à 1794, c'est-à-dire dans l'espace de trois cents ans. — Il est vrai de dire que bon nombre d'auteurs, surtout dans le xvie siècle, se sont copiés les uns les autres.

Terminons donc cette digression déjà trop longue, et disons en quelques mots ce qu'il faut entendre par *syphilis* en l'an de grâce 1889.

C'est une maladie complexe, ayant une évolution caractérisée par trois périodes bien distinctes : les deux premières, *contagieuses au premier chef*, ont leur siège sur tout le tégument : peau et muqueuses; la troisième s'attaque au tissu cellulaire sous-cutané et aux divers organes : os, substance nerveuse, glandes, viscères, etc.; à part cela, *nullement contagieuse*.

1ʳᵉ PÉRIODE. — Se bornant à un accident local, au lieu même du contact, elle consiste en un ou quelquefois plusieurs chancres : c'est ce qu'on est convenu d'appeler l'*accident primitif*. Faisons remarquer tout de suite que l'expression *chancre*, consacrée par l'usage, est absolument impropre en ce qui concerne la syphilis, au moins dans la plupart des cas. En effet, l'accident primitif ne répond nullement à l'idée qu'on est en droit de se faire du chancre, ne fût-ce qu'à cause de son étymologie latine (*cancer*) [1]. On croit à un mal

1. On va m'objecter immédiatement qu'il y a des chancres syphilitiques gangréneux, par *excès d'inflammation*, selon Ricord; d'autres phagédéniques par *excès d'induration*; d'autres encore diphthéroïdes, etc. Je ne chercherai pas à le nier, mais je soutiens que ce sont des raretés pathologiques, au moins à notre époque. Ricord, dans son *Atlas iconographique*, en a fait représenter quelques cas démonstratifs : mais il les a soigneusement choisis parmi des milliers d'observations. Quant à moi, depuis seize ans que j'examine des malades, à peine ai-je vu deux ou trois cas de ce genre, et, bien entendu, sur un terrain propice, ce qui concorde parfaitement avec les théories de l'illustre maître. J'ai pu observer un chancre phagédénique d'origine syphilitique en 1873, à l'hôpital de Boulogne-sur-Mer; un autre à l'hôpital St-Sauveur de Lille, dans le service des vénériens, auquel je fus attaché en qualité d'externe pendant l'année 1874; et le troisième, il y a cinq ou six ans, dans le service du

qui ronge, et rien n'est moins vrai, ainsi qu'on va le voir.

Le chancre syphilitique *type* appelé aussi *chancre infectant* et *chancre induré*, — à cause de la sensation de parchemin qu'il donne en général lorsqu'on cherche à le plier entre le pouce et l'index, — n'est qu'une simple érosion, une écorchure [1], si vous voulez, absolument superficielle, ne creusant pas, à peine évidée en godet, aux contours nettement arrondis, ne suppurant jamais, et laissant suinter un liquide incolore et transparent, ce qui donne à la surface exulcérée un aspect vernissé. Sa couleur est en général rouge brique, quelquefois d'un gris lardacé. Le plus souvent le chancre syphilitique est seul ; parfois il en existe plusieurs, mais qui apparaissent ensemble et s'en vont en même temps. Et, comme dernier symptôme extrêmement important pour le diagnostic, n'occasionnant *aucune douleur*, même à la pression. Franchement, cher lecteur, était-ce là l'idée que vous vous étiez faite du *chancre syphilitique* ?

Écoutez maintenant, par comparaison, la description du chancre *mou*, appelé aussi *chancre simple, non infectant*, chancre *volant, qui ne passe pas dans le*

Dr Benj. Anger, à Lariboisière. Mais, pendant les nombreux mois que j'ai passés à Lourcine, je n'eus pas la bonne fortune d'en rencontrer un seul. Et encore, dans bien des cas de chancres syphilitiques dits phagédéniques, ne suis-je pas certain qu'on n'ait pas eu affaire à des chancres *mixtes*, c'est-à-dire à une sorte de fusion des deux variétés de chancres. Je ne puis d'ailleurs m'étendre davantage sur ce point, car ce n'est guère que dans un traité didactique qu'on peut lui donner tous les développements qu'il comporte.

1. Les femmes vous disent régulièrement qu'elles se sont donné un *coup d'ongle*, pour expliquer la présence de l'*écorchure* tenace qui, au bout d'un mois, n'est pas encore guérie.

sang, selon l'expression populaire. Mais ce chancre volant qui tracasse le malade sans l'effrayer, peut devenir *phagédénique* [1], serpigineux, ou même tous les deux à la fois, c'est-à-dire qui ronge en s'avançant.

Le *chancre mou* existe rarement seul : souvent plusieurs chancres apparaissent en même temps ou successivement, par auto-inoculation. Il ne s'agit plus d'une simple écorchure, c'est une véritable perte de substance : ici le mot *chancre* ne fait pas mentir son étymologie. La peau est détruite, les bords sont taillés à pic, comme enlevés à l'emporte-pièce, et légèrement décollés. On remarque une petite dentelure le long de ces bords qui sont rouges et se terminent par une ligne blanche en forme de collerette. Le fond est grisâtre, la suppuration très abondante et extrêmement contagieuse. *Douleur vive* au moindre contact.

Dans le chancre phagédénique, l'ulcère s'agrandit en circonférence ou s'avance en rongeant à droite et à gauche, presque en zigzag. Il voyage dans le tissu cellulaire, qu'il détruit, et sous la peau qu'il perfore en maints endroits. Quelquefois une des extrémités se cicatrise au fur et à mesure que le chancre poursuit sa pérégrination dévastatrice. Sa marche envahissante et serpigineuse est rarement régulière, et les désordres sont difficilement réparables. Ils peuvent même entraîner la mort. J'ai observé un cas de ce genre à l'hôpital de Lourcine lorsque j'y faisais fonctions d'Interne en 1881.

OBSERVATION I (*personnelle*). — Une pauvre fille de vingt-trois ans, couchée à la salle Fracastor (autrefois Sainte-

---

1. En grec φαγέδαινα, faim dévorante; en latin *phagedæna*, ulcères rongeurs décrits par Celse (voir le chap. XI).

Marie), portait à la partie interne de la cuisse droite un chancre simple qui s'était agrandi sur place, en profondeur et en circonférence. A l'époque où je vis la malade, le chancre dessinait un cercle très régulier de 10 centimètres de diamètre, sans exagération. La peau et le tissu cellulaire étaient absolument détruits, de même que la gaine des muscles qui apparaissaient à nu, admirablement disséqués. On eût dit que les téguments avaient été enlevés à l'emporte-pièce, ou qu'on avait taillé une rondelle de peau avec des ciseaux et préparé le triangle de Scarpa [1]. La malheureuse mourut d'épuisement environ huit mois après le début du chancre : c'est le seul décès, par affection vénérienne, qu'il m'ait été donné de constater pendant mon séjour à Lourcine. Et cependant j'ai pu observer bien des malades dans cet hôpital ; il me serait même difficile, à quelques centaines près, d'en fixer le chiffre exact.

On peut donc mourir d'un chancre non infectant, car cette femme n'était pas syphilitique ; mais il faut convenir que la chose est rare, surtout de nos jours.

Un dernier point à noter, et j'aurai fini ce parallèle. Le chancre mou s'accompagne quelquefois d'une adénite, c'est-à-dire d'une inflammation d'un ganglion de l'aine (un seul, d'ordinaire), ce qu'on appelle vulgairement un *bubon* (βουβών, aine), ou *poulain*, toujours douloureux et suppurant souvent. Avec l'accident primitif de la syphilis, — chancre induré, si vous voulez, — plusieurs ganglions sont engorgés, surtout le premier du côté des organes génitaux : ce ganglion, qui est quelquefois gros comme une noix, est connu, en argot d'hôpital, sous le nom de *préfet de l'aine*. Or, cette pléiade ganglionnaire, très dure au toucher, est *absolument indolente* et *ne suppure*

1. *Triangle de Scarpa* : région anatomique qu'on dissèque en vue des examens.

jamais. Ce n'est donc pas un bubon, à proprement
parler.

Lorsque les bubons suppurent, c'est que la syphilis
s'accompagne de blennorrhagie, ou de chancre mou,
ou de scrofule, de plaie du voisinage; mais du fait de
la syphilis seule, je dirai presque que c'est impossible.
Thierry de Héry, lieutenant général du roi (Henry II),
savait, déjà au xvie siècle, qu'il y avait des chancres
qui n'étaient pas suivis d'accidents secondaires, et
que le bubon suppuré n'appartenait pas à la syphilis.
Il avait donc pressenti la dualité du chancre, établie
de nos jours par Ricord, et d'une façon irréfutable.
« Comme souvent appert en plusieurs ayant ulcères
cacoeths et malings, qui seront rébelles à curer, pour
ce que nature s'efforce d'évacuer ledict venin par
icelles parties, et *s'il survient un bubon*, autrement
dict poulain, qui reçoive ladicte fluxion, en brief
l'ulcère sera curé et guary; et *sera le patient exempt
de la vérolle* [1]. » D'ailleurs, nous avons dit que le
chancre induré lui-même ne suppurait pas, et nous
verrons tout à l'heure que les accidents secondaires
ne suppurent pas non plus ou ne suppurent guère,
cette seconde période étant une phase végétante
plutôt que destructive.

En outre, le chancre mou se déclare tout de suite,
deux ou trois jours après le coït infectant, rarement
après huit jours, tandis que le virus syphilitique se
recueille pour ainsi dire, et ce n'est qu'au bout de
vingt-cinq jours, un mois, en moyenne, qu'il envoie
une première fusée, le chancre induré.

---

1. Thierry de Héry, *la Méthode curative de la maladie vénérienne, vulgairement appelée grosse vérolle*. Paris, 1552.

Tels sont, esquissés à grands traits, les principaux caractères qui distinguent la *petite écorchure* plus ou moins indurée, prologue de la vérole, et le chancre mou qui peut, comme nous l'avons vu, n'être pas *simple* du tout. Pour être complet, il faudrait entrer dans bien d'autres détails, et décrire, par exemple, les *chancres mixtes*, qui contiennent les deux éléments et déroutent le médecin, au moins au début : mais nous sortirions du cadre que nous nous sommes tracé.

Cet exposé, comme on va le voir, est déjà bien assez long, mais nous le croyons indispensable pour permettre au lecteur, étranger à l'art médical, d'apprécier la valeur de nos arguments. Nous voulons prouver, textes en main, que la syphilis est aussi vieille que la prostitution : or, tout le monde est d'accord pour reconnaître que cette dernière n'est pas précisément jeune.

Le chancre induré dure environ de quatre à six semaines, quelquefois moins, rarement davantage, et guérit seul, sans qu'on y touche : voilà pourquoi nous n'avons pas souvent l'occasion de l'observer chez la femme. Comme il ne fait pas mal et qu'il n'a qu'à choisir entre les coins et replis pour se dissimuler, c'est pour ainsi dire par hasard que leurs malheureuses propriétaires s'en aperçoivent. Et encore faut-il que la persistance de ce *coup d'ongle* les intrigue pour qu'elles viennent consulter le médecin. Ou bien elles se croient très avisées en cautérisant, et l'érosion devient un peu plus grande sans guérir plus vite. Aussi est-il infiniment préférable de saupoudrer matin et soir avec un peu de poudre inerte, de suivre un traitement interne, et d'attendre patiemment les accidents secondaires qui ne manqueront pas de faire leur apparition au bout de six semaines ou de deux mois.

Selon certains auteurs, le chancre pourrait manquer et la syphilis débuter par la période secondaire : c'est ce qui arrive pour les nouveau-nés syphilitiques par hérédité. Mais est-ce possible dans les cas ordinaires de contagion directe? M. Lancereaux dit oui; Ricord l'a toujours nié formellement. Qui a raison? Nous n'avons pas une autorité suffisante pour trancher la question. On nous accordera néanmoins que le chancre syphilitique est parfois tellement petit qu'il peut très bien passer inaperçu, même chez l'homme. En voici d'ailleurs un exemple qui nous paraît concluant.

Observation II (*personnelle*). — M. G..., âgé de vingt et un ans, élève d'une de nos Facultés, se présente à ma consultation en juin 1886. Il désirait avoir mon avis sur une *hernie* qui lui était survenue depuis quelque temps. Je demandai à examiner le point malade et constatai, à première vue, la présence d'un énorme bubon que le toucher me démontra être très dur et absolument indolent.

« Monsieur, lui dis-je, ce n'est pas une hernie; c'est un engorgement ganglionnaire dont les caractères spéciaux me permettent d'affirmer que vous avez la syphilis.

— !!! Mais je n'ai rien autre chose, je vous le certifie!

— Pardon : vous devez avoir un chancre. Où? je n'en sais rien encore; mais vous en avez un, forcément, sur le trajet des lymphatiques qui aboutissent aux ganglions inguinaux.

— Mais je vous répète que je n'ai pas la moindre écorchure.

— Cherchons ensemble : voulez-vous?

— Oh! tant que vous voudrez. »

N'admettant pas du tout le fameux *bubon d'emblée*, au moins pour notre climat, j'examine l'anus d'abord, puisque le malade affirme n'avoir rien vu ailleurs, et je n'y trouve rien. Puis, passant à la verge, je découvre le gland : il est intact; rien dans le sillon balano-préputial, rien dans le canal de l'urèthre, rien aux membres inférieurs, rien, rien. La situation devenait pénible. Et pourtant il y en a un! pensais-je en paraphrasant l'exclamation célèbre de Galilée. Enfin, en désespoir de cause, je mets à nu les petites anfractuosités qui se trouvent de chaque côté du frein, et je découvre, à droite, une petite' érosion superficielle d'un rouge vif, large comme la *tête d'une épingle* ordinaire et nettement indurée.

« Voilà votre chancre.

— Tout ça?

— C'est bien assez, croyez-moi. »

Le jeune étudiant, bien que peu convaincu, suivit cependant le traitement que je lui conseillai, et vint me montrer, à quelques semaines de là, une superbe roséole, signature du diagnostic.

« Guérissez-moi vite, me dit-il, car je me marie dans deux mois.

— Jamais vous ne ferez une chose pareille! Attendez au moins que vous ayiez passé la période virulente; et, d'ici à quelques années....

— C'est impossible, docteur.

— Mais votre acte est malhonnête!

— Nous ferons deux lits.

— Pour combien d'heures?

— Enfin, si vous l'exigez, je préviendrai ma fiancée, mais je ne puis reculer.

— Alors, c'est différent. Si la jeune fille accepte, je n'ai plus rien à dire. »

Épilogue. — Six mois après, je revoyais mon client, accompagné de son épouse légitime qui avait été, de son propre aveu, honnêtement prévenue. La continence que se proposait le jeune époux étant restée à l'état d'intention, j'eus à cautériser les syphilides vulvaires de l'une et la voûte palatine de l'autre. Ils sont partis l'année dernière pour l'étranger, dans un état satisfaisant.

Puisque nous en sommes aux preuves, continuons. Nous avons dit plus haut que l'accident primitif pouvait durer moins d'un mois; en voici un cas fort net :

OBSERVATION III (*personnelle*). — Un jeune homme de vingt-deux ans, M. Paul D..., élève d'une de nos écoles militaires, vint me trouver en octobre 1887, pour me consulter sur une petite écorchure de la largeur d'une lentille et qui durait depuis cinq jours. Il ne s'en serait pas autrement inquiété, m'a-t-il dit, si je ne lui avais recommandé antérieurement de se méfier de la moindre érosion des parties génitales. L'écorchure siégeait, ce qui est la règle, sur le prépuce, près du sillon balano-préputial, et au voisinage du frein, à droite. Induration cornée des plus nettes.

Dans un voyage en Algérie, il avait eu, à son retour, une conversation intime avec une hétaïre de Marseille. Depuis ce moment-là, vingt-cinq jours environ, il n'avait pu sortir de l'école ; il était donc sûr de n'avoir pas puisé le virus autre part qu'à la Cannebière. Je n'hésitai pas à porter immédiatement le diagnostic *syphilis*, malgré les airs de doute du malade qui avait peine à croire qu'une si petite chose pût justifier un si gros mot, mais commença néanmoins le traitement mercuriel que je m'empressai de lui prescrire.

Le chancre, simplement saupoudré matin et soir, guérit seul en *douze jours*, et l'induration persista, comme il est d'usage. Un mois après, je revis mon malade. Sur la cicatrice du chancre était une plaque ulcéreuse, avec deux ou trois autres dans le voisinage. Sur le corps, une roséole papuleuse discrète qui ne tarda pas à disparaître sous l'influence du traitement interne et des bains de vapeur.

Janvier 1889. — Je reçois la visite de mon client que j'avais perdu de vue depuis plusieurs mois. Il va aussi bien que possible, à part quelques syphilides qui se montrent de temps en temps sur les muqueuses et disparaissent rapidement. — Il continue le traitement intermittent que je lui ai conseillé.

Cette observation est intéressante à deux points de vue : d'abord parce qu'elle démontre que l'apparition du chancre peut être passagère et, par suite, en imposer quelquefois pour de l'herpès quand l'induration n'est pas nette ; ensuite, parce qu'elle fait voir que le traitement spécifique, institué au début, ne retarde pas, comme on l'a prétendu, les accidents secondaires au point de faire abandonner l'idée de syphilis.

Commencez donc par bien poser vos diagnostics, messieurs les contradicteurs; donnez tout de suite le mercure, ce qui sera du temps gagné pour vos malades, et faites-nous grâce de toutes ces soi-disant découvertes et de ces objections oiseuses que les faits démentent ou réduisent à néant.

2ᵉ PÉRIODE. — L'accident local est guéri ou va guérir, et le malade aperçoit une légère maculation dans les environs de la taille ou sur le devant de la poitrine : petites taches rouges, lenticulaires, avec ou sans élevure, recouvertes ou non d'une squame épidermique : c'est la *roséole*. Il en existe une foule de variétés; mais, comme nous ne pouvons entrer dans de grands détails, nous décrivons ce qui se passe d'ordinaire.

Cette roséole peut manquer; mais, le plus souvent, elle est le premier symptôme apparent. Quelquefois, mais rarement, vient le psoriasis, ou bien ce sont des syphilides pustulo-crustacées, c'est-à-dire de larges croûtes, ressemblant assez bien, à la couleur près, à des macarons rangés sur un carré de papier. Mais ces cas sont déjà presque des raretés pathologiques. On les observe en général, mais beaucoup plus petites, sur le cuir chevelu (croûtes dans la tête), dans la barbe et les sourcils.

La roséole peut être abondante ou discrète; sa couleur est d'un rose tendre au début, passant rapidement au rouge cuivré : souvent alors les taches, papuleuses ou non, s'entourent d'une collerette épidermique tout à fait caractéristique. Parfois la roséole s'étale en masse ou en îlots irréguliers : elle est dite alors *érythémateuse*. Voilà pour le corps; il y a bien encore quelques autres variétés dont nous parlerons si l'occasion s'en présente. D'ailleurs cette roséole peut couvrir entièrement le tronc et les membres : elle est rare à la face, et heureusement. Toutefois elle peut se montrer au front où elle forme un diadème de papules, la couronne de Vénus (*corona Veneris*). La roséole se guérit par les bains; nous en reparlerons au chapitre du traitement.

Neuf fois sur dix les cheveux tombent, mais rarement en totalité : c'est l'*alopécie*. La barbe, les cils et les sourcils tombent quelquefois aussi, mais plus rarement. Le seul traitement à opposer à l'alopécie est le traitement général de la syphilis.

Dans la bouche, sur les lèvres, la face interne des joues, les amygdales, le palais, la langue, se trouvent fréquemment, en plus ou moins grande abondance, des syphilides papuleuses ulcérées, entourées parfois d'une auréole d'un rouge vif, et recouvertes d'un enduit blanchâtre tout à fait caractéristique. Ces lésions se guérissent assez vite par les cautérisations et les gargarismes, — toujours avec le traitement interne, — mais pullulent sous l'influence de l'alcool et de la fumée de tabac. Les ganglions cervicaux postérieurs sont engorgés comme ceux de l'aine, mais également indolents et ne suppurant jamais.

Du côté de l'anus, sur la verge et à la vulve, se trouvent généralement des syphilides papuleuses ou papulo-hypertrophiques, appelées aussi *plaques muqueuses*, et qui guérissent par les cautérisations et les lotions.

Les plaques muqueuses, ou, plus exactement, les

syphilides qui ont leur siège sur les parties génitales, affectent deux formes principales : la forme ulcéreuse et la forme hypertrophique, avec toutes les formes intermédiaires. La forme ulcéreuse se rencontre de préférence sur la cicatrice de l'accident primitif, ce qui fait croire aux malades que leur chancre a reparu. La forme hypertrophique a son siège de prédilection à la vulve et à l'anus. Cela se comprend : d'abord il y a plus de place que sur la verge; ensuite ces parties étant symétriques et juxtaposées, s'érodent réciproquement et retiennent l'humeur âcre et irritante qui constitue le milieu le plus favorable à la production des syphilides végétantes. En effet, toutes choses égales d'ailleurs, et question de terrain à part, nous voyons les syphilides vulvaires se montrer en moins grande abondance chez les femmes qui ont des habitudes régulières de propreté, et diminuer d'une façon notable, avant tout traitement, chez les filles sales, par le seul usage des bains [1].

Les papules forment quelquefois, surtout à la partie interne des grandes lèvres et des fesses, des saillies d'un centimètre d'épaisseur, plus ou moins larges, constituant un véritable bourrelet, et ulcérées sur leur face libre. Le liquide qui suinte n'est pas du pus, dans le sens strict du mot; c'est une sorte de sanie jaunâtre, avec des leucocytes, si vous voulez, très fétide, ayant une odeur caractéristique, d'autant plus accentuée que la femme est moins propre.

Toutes ces lésions sont extrêmement variables, selon le terrain scrofuleux ou sain sur lequel elles s'implan-

---

1. On peut observer journellement ce fait à l'hôpital de Lourcine.

tent, selon l'âge de l'infection syphilitique, ou selon les conditions physiologiques de l'individu, ses habitudes de tempérance ou d'excès.

J'ai vu, à Lourcine, de pauvres filles arriver à la consultation armées d'une syphilis entretenue avec un soin jaloux pendant six ou huit mois, et alimentée par des torrents d'alcool et un nombre incalculable de cigarettes. Ajoutez à cela l'insomnie et ses conséquences, représentez-vous ces malheureuses subissant les assauts journaliers d'immondes souteneurs que ne peuvent plus salir, ni au physique ni au moral, ces fumiers ambulants, alors vous aurez une idée de leur état à l'arrivée à l'hôpital.

Dès qu'elles entrent dans la salle, une odeur spéciale vous prend à la gorge : le diagnostic est déjà fait. Il serait difficile de décrire le spectacle qui s'offre alors aux yeux du praticien. Les parties génitales, disparaissant sous les syphilides, n'ont quelquefois plus forme humaine.

Eh bien, tout cela guérit rapidement, et *sans laisser de traces*, avec le traitement spécifique (mercuriel), les bains, les lotions et les cautérisations. Dans le cas décrit plus haut, il faut généralement trois ou quatre mois pour *blanchir* les malades. Dans les circonstances ordinaires, si le sujet est docile, le nettoyage peut s'opérer en deux mois, quelquefois en six semaines et même moins. Tout dépend de l'étendue des dégâts.

Je ne parlerai que pour mémoire des plaques muqueuses interdigitales, qui se rencontrent aux pieds, et de l'onyxis syphilitique, affection spéciale de la matrice de l'ongle. J'ai vu aussi, chez une de mes clientes, en 1883, un groupe de syphilides papulo-hypertrophiques dans le voisinage de l'aisselle droite :

plusieurs médecins de Bruxelles (elle est Belge) n'auraient pu, si nous en croyons la malade, donner de nom à cette affection qui durait depuis près d'un an. Il est vrai qu'elle ne présentait aucun autre accident. Je lui instituai le traitement spécifique et cautérisai légèrement. Tout disparut en moins d'un mois : la maladie, d'abord, et la malade ensuite.

Puis, brochant sur le tout, anémie spéciale qui cède devant le mercure et les toniques. Car le mercure, dont on a abusé au XVIe siècle, mais si injustement accusé à notre époque, où on sait l'administrer, guérit l'anémie du syphilitique dont il attaque la syphilis et non la constitution.

Ce n'est pas à dire que tout ce petit cortège d'agréments physiques ne puisse récidiver. Que le malade, qui se croit toujours guéri dès le premier armistice, abandonne complètement son traitement interne, s'adonne aux liqueurs fortes et se conduise un peu trop vaillamment dans le tête-à-tête [1], avant deux mois tout a reparu. Il faut donc être sobre, se bien nourrir, éviter les excès de toutes sortes et suivre le traitement intermittent pendant le nombre d'années voulu, n'eût-on jamais plus le moindre bobo. N'oubliez pas, messieurs les syphilitiques, que l'épée de Damoclès est toujours suspendue sur vos têtes pendant la période secondaire, et que, faute de vous conformer aux conseils d'un médecin éclairé, — spécialiste ou autre, pourvu qu'il connaisse la syphilis, — vous vous exposez à d'amers déboires, sinon à des remords. *Maxima*

---

1. Il résulte des observations récentes de M. Diday (de Lyon) que les excès vénériens paralysent les bons effets du traitement antisyphilitique.

debetur puero reverentia [1], a dit Juvénal; j'ajouterai, dans un autre ordre d'idées : *même avant la conception*. A bon entendeur, salut !

Il y a encore d'autres symptômes, moins saillants, que je ne ferai que mentionner. D'abord la *fièvre syphilitique*, que certains auteurs du xvi siècle, Ulrich de Hutten [2], par exemple, ont parfaitement signalée : ce n'est donc pas une découverte récente, quoi qu'on ait dit; ensuite la *céphalée nocturne*, sorte de mal de tête qui donne la sensation d'un cercle de fer appuyant surtout à l'occiput, et commençant le soir pour finir le matin. Les auteurs du xvi siècle donnent là-dessus des explications assez originales que nous exposerons à leur temps dans notre troisième volume. On a déjà bien discuté sur les causes de cette céphalée que certains syphiligraphes modernes se figurent avoir aussi inventée : on y a vu la conséquence d'accidents tertiaires précoces du côté du crâne, mais elle paraît être due tout simplement à la chaleur en général, et celle du lit en particulier. Si cette explication était la bonne, on comprendrait facilement pourquoi la céphalée est surtout nocturne. Ce symptôme, dont la durée est ordinairement très courte (8 ou 15 jours), s'observe principalement, quand il existe, au début de la période secondaire. Nous nous proposons de revenir plus tard sur cette question.

On peut voir survenir aussi des accidents du côté des yeux (kératites, iritis, etc.), mais ce n'est pas très fréquent; enfin des douleurs articulaires et même des

---

1. Le plus grand respect est dû à l'enfant.
2. Ulrich de Hutten, *De guaïaci medicina et morbo gallico.* Moguntiæ, MDXIX. (*Le mal français et son traitement par le gaïac.* Mayence, 1519.)

arthrites véritables, bien décrites par mon collègue et ami, le Dr de Fontaine [1], médecin en chef des usines du Creusot.

Je n'insisterai pas sur les distinctions des syphilides en *pustuleuses, vésiculeuses, bulbeuses, tuberculeuses*, etc. ; qu'il vous suffise de savoir, cher lecteur, qu'elles apparaissent sur la peau ; et, lorsque vous verrez quelque chose d'anormal sur votre *tégument externe*, allez d'abord trouver votre médecin. Mais méfiez-vous de ces guérisseurs d'urinoir, diplômés surtout par l'Agence d'affichage et décorés le plus souvent... par la Correctionnelle. La consultation ne coûte rien, c'est très vrai ; mais les médicaments (!!!) qu'on ne peut se dispenser d'emporter, sont tarifés, selon la *tête* du client, depuis 20 francs jusqu'à l'infini.

Avant de passer à la période tertiaire, consacrons quelques lignes à la période dite de *transition*. Nous avons d'abord l'iritis, accident secondaire tardif, mais le plus souvent accident de transition : il est peu grave, pourvu qu'on se soigne. Ensuite certains accidents du côté de la peau et surtout du tissu cellulaire, notamment à la langue [2]. Ces accidents du tissu cellulaire appartiennent en propre à la période tertiaire, mais comme ils coïncident, au moment de leur apparition, avec des éruptions secondaires tardives du côté de la peau (syphilides *palmaires* et *plantaires*, par exemple) [3], on dit que le malade traverse la période

---

1. Léon de Fontaine, *De la syphilis articulaire*. Thèse de Paris, 1883.

2. Ulcérations ; dermatite exfoliatrice par segments de cercles, ou glossite épithéliale, etc.

3. Ces syphilides desquamatives dont le siège de prédilection est à la paume de la main et à la plante des pieds, suivent

de transition, et on lui administre le traitement mixte (sels mercuriques et iodures combinés). Quelquefois aussi se rencontre le sarcocèle, mais cet accident s'observe plutôt à la troisième période.

3ᵉ PÉRIODE. — Abordons maintenant cette fameuse période tertiaire où la maladie n'est plus dangereuse que pour le syphilitique lui-même. Jusqu'ici, ce n'étaient que des roses, relativement ; le danger n'existait que pour autrui. Hâtons-nous de dire cependant que, chez un malade qui s'est bien soigné et *se surveille*, les accidents tertiaires se réduisent en général à peu de chose, et souvent n'apparaissent pas du tout ; car ils sont alors tellement reculés que le malade, avant leur entrée en scène, a le temps d'atteindre l'âge où l'on meurt, peu importe de quoi. La vie étant une chose relative, il est évident que si, par exemple, on prolonge un poitrinaire jusqu'à l'âge de quatre-vingts ans, de telle sorte qu'il ait l'occasion de mourir d'apoplexie ou de syncope, on pourra se considérer comme l'ayant guéri de ses bacilles (avec ou sans *virgules*).

Nous avons déjà dit que la troisième et dernière période s'adressait surtout au tissu cellulaire. D'ailleurs le virus syphilitique, d'une manière générale, est caractérisé par une prolifération du tissu conjonctif : c'est pourquoi les boissons alcooliques sont nuisibles aux syphilitiques. Outre cela, les ivrognes sont prédisposés à une foule d'autres affections qui reconnaissent pour origine la prolifération avec condensation du tissu conjonctif ou cellulaire. Je citerai d'abord les

la même marche que la glossite épithéliale. C'est un cercle, d'abord petit, qui va en augmentant, et dont la circonférence est constituée par une série de segments de cercles.

cirrhoses du foie, toutes mortelles; ensuite, les lésions cardiaques. En effet, les malheureuses valvules du cœur, baignant constamment dans un sang saturé de trois-six, se raccornissent et deviennent insuffisantes, d'où gêne dans la circulation du sang. Il est reconnu que le cœur est une pompe aspirante et foulante, les valvules faisant l'office de soupapes mobiles. Or essayez, pour arroser votre jardin, de vous servir d'une pompe dont les clapets ne soient pas de calibre, et vous verrez, tout en vous fatiguant doublement, ce que vous aurez tiré d'eau au bout de la journée. Eh bien, pour le cœur, c'est la même chose : disciples de Bacchus, songez à vos valvules! La substance cérébrale, la moelle, les nerfs, tout subit l'influence néfaste de l'alcool. Ajoutez à cela une syphilis soignée par le mépris, et contemplez.

Je ne voudrais pas poser en principe que les ivrognes soient les seuls qui puissent avoir des accidents tertiaires sérieux. Il faut reconnaître qu'il y a des cas malheureux où, en dehors de l'alcoolisme, la syphilis exerce de profonds ravages. Mais c'est fort rare quand les malades ont bien suivi leur traitement. Disons en passant qu'un certain nombre de malades, la minorité, heureusement, ont affaire soit à des empiriques qui récusent le mercure [1] et soignent leurs clients d'une

---

1. Tous les passants peuvent voir, non sans un sentiment douloureux, s'ils sont médecins, ces prospectus-réclame collés dans certains monuments : ils sont ornés de dessins en couleur parmi lesquels une conjonctivite est donnée comme conséquence des injections ou des rétrécissements!!! Un autre de ces épouvantails porte pour légende : *Effets du mercure : Cancer de la langue; amputation.* C'est le bouquet : une injection dans le canal urinaire donnant une inflammation de la séreuse de l'œil, c'était déjà à faire rêver; mais le mercure engendrant

façon fantastique, soit à des homœopathes qui donnent des bonbons et de l'eau claire. Hélas! ces jongleurs ne sont pas les seuls qui se flattent de ne pas employer le mercure : je pourrais citer tel service d'un hôpital de Paris, dont le métal liquide est absolument banni. Que les empiriques, les charlatans, les homœopathes abîment leurs malades, soit par leurs drogues infernales qui sont pires que le mal, soit par leurs dragées inoffensives qui n'arrêtent pas la marche envahissante de la maladie, c'est pain bénit, me direz-vous : pourquoi y vont-ils? Évidemment, mais quand il s'agit d'un homme de talent et en situation de faire des élèves, alors les conséquences sont graves. A l'hôpital Saint-Louis, on peut contempler à loisir ces conséquences chez de malheureux malades atteints d'accidents tertiaires sérieux.

Quelques lignes d'histoire contemporaine donneront une idée de la bonne foi des célébrités de la muraille. En 1882, alors que nous étions Interne à l'hôpital de Bicêtre, un de nos collègues du même établissement eut l'idée de se présenter chez un de ces camelots de la droguerie déguisés en docteurs [1]. Il pénètre dans l'officine borgne où l'on entre *sans parler au concierge*, et se trouve en face du préposé à la consultation.

---

le cancer, c'est roide! On n'est pas plus ignorant ou plus effrontément malhonnête, mais on est à l'abri des lois. Quand donc les autorités, si elles ne veulent pas défendre les intérêts du Corps médical contre l'envahissement progressif de certains drôles diplômés ou non, protégeront-elles au moins le malade en contrôlant l'affichage? Il ne s'agit, il est vrai, que de la santé publique!... (1889.)

1. Beaucoup ne sont qu'officiers de santé; quelques condamnations disséminées ont prouvé que certains n'avaient même aucun diplôme.

Notre ami expose un cas fictif. Après un semblant d'examen, le débitant lui remet un produit garanti *végétal, sans mercure*, conformément au prospectus-réclame. Un chimiste, chargé d'analyser les pilules qui constituaient la base du traitement, les trouva composées uniquement de *protoiodure de mercure*! Sachant que l'hydrargyre est le seul spécifique, après avoir déblatéré contre le pauvre métal pour attirer les gens faciles à effrayer, ils l'administrent à tort et à travers sous une autre étiquette. Si encore ils n'en donnaient qu'aux syphilitiques! Mais non; chacun est muni de son *petit paquet*. C'est logique : où serait le bénéfice de la consultation *gratuite* si le malade n'emportait pas pour 15 ou 20 francs de drogues utiles ou non? Revenons à nos moutons.

On m'objectera peut-être que la syphilis est une maladie à cycle bien défini, qu'elle a ses trois périodes bien nettes, et que, quoi qu'on fasse, le malade guérira de son chancre, de ses syphilides muqueuses ou cutanées, et entrera dans la troisième phase sans garder de traces de ses accidents antérieurs. D'accord; mais c'est précisément au point de vue de cette période tertiaire que nous discutons. Les deux premières ne nous ont jamais bien inquiété : ce sont des inconvénients désagréables, mais rarement douloureux. Le mercure, administré selon les règles classiques, aide la nature dans son travail réparateur; il s'élimine lui-même par nos sécrétions, après avoir hâté la résorption de ce tissu cellulaire proliféré, dont l'exubérance se manifeste d'une façon aussi variée que complexe. Lorsqu'arrive la période tertiaire, — quand elle arrive, — la moitié du travail est fait, et l'iode suffit. Le maître paradoxal, auquel nous avons fait allusion, donne les iodures concurremment avec le quinquina; mais, à notre humble avis, ce n'est pas suffisant. Je dirai même plus : j'ai pu observer à Lourcine, en 1878, plusieurs femmes syphilitiques à qui l'on avait administré de l'iodure de potassium dès l'apparition du chancre; eh bien, les accidents secondaires se présentaient avec une abondance inaccoutumée. Etait-ce une simple coïncidence? Je ne trancherai pas cette question. Toutefois un de nos maîtres, à qui nous en parlions l'année suivante, nous disait avoir fait la même remarque. Il y aurait des recherches intéressantes à diriger dans ce sens-là au point de vue thérapeutique. Peut-être aurons-nous un jour l'occasion de revenir sur ce sujet auquel nous ne pourrions, dans notre étude historique, donner tous les développements voulus.

Nous avons dit que le virus syphilitique, à la troisième période, s'attaquait au tissu cellulaire (connectif ou conjonctif). Les accidents les plus communs, mais tardifs, sont des masses en forme de tubercules agglomérés et qui se déposent dans le tissu cellulaire. Ce sont les *gommes*, ainsi nommées à cause de l'aspect gommeux des produits qu'elles renferment au moment de leur ramollissement. Ces accidents se montrent au bout de huit, dix, quinze ou vingt ans, quelquefois davantage, mais rarement dans les premières années de l'infection. Ce sont d'abord des tumeurs dures, *douloureuses* au toucher, qui se ramollissent, s'ouvrent, laissent écouler un liquide ichoreux, mal lié, semblable à une solution de gomme, et suppurent un peu. Quand toute la matière est éliminée, la cicatrisation commence.

Ces gommes peuvent se produire dans le cerveau, d'où paralysies momentanées, attaques épileptiformes passagères, etc.; ou bien dans le tissu cellulaire des glandes, des muscles, etc., d'où divers troubles fonctionnels dont la description nous ferait perdre de vue notre objectif. Notons en passant le *sarcocèle* syphilitique, caractérisé par des bandes fibreuses qui traversent le testicule, le transforment à courte échéance en une masse dure, allongée, tout à fait caractéristique, et le rendent impropre à la fécondation. Le sarcocèle est quelquefois un accident de transition, mais on l'observe plutôt à la période tertiaire.

Je ne ferai que mentionner les lésions des muscles et des tendons, accidents peu fréquents de la syphilis, de même que le sarcocèle, disons-le tout de suite. Nous allons passer maintenant aux lésions des os et du périoste, autrement importantes : encore ne pouvons-nous les décrire qu'en courant.

Nous avons d'abord l'*ostéite*, c'est-à-dire l'inflammation de l'os, attaquant de préférence les os superficiels. Il en est de même de la *carie* et de la *nécrose*, conséquences de l'ostéite : ce sont surtout les os de la face qui sont attaqués.

On observe aussi du gonflement du périoste, sans lésion de l'os, c'est la *périostose*. Lorsqu'elle forme une tumeur entre l'os et le périoste, la périostose est dite gommeuse; quelquefois elle devient phlegmoneuse, mais le plus souvent elle donne lieu à un épanchement plastique qui peut être le point de départ des tumeurs osseuses connues sous le nom d'*exostoses*, et dont nous allons nous occuper.

Les exostoses, accidents tardifs en général, mais assez fréquents de la syphilis tertiaire, sont de deux ordres : les exostoses partielles ou *exostoses proprement dites*, et les exostoses générales ou *hyperostoses*. Les exostoses partielles sont des tumeurs développées sur un point quelconque de l'os ; les hyperostoses consistent dans le gonflement en masse d'une portion de l'os, une hypertrophie, en somme. Les premières ont l'aspect de tumeurs accolées à un os, ou développées dans son épaisseur, s'il s'agit d'un os plat ; tandis que les hyperostoses, qui se voient plutôt sur les os longs, sont des exostoses où le corps même de l'os forme la tumeur : ce n'est plus une simple boursouflure, c'est toute la masse osseuse doublée ou triplée. Ces productions morbides nous intéressent d'autant plus qu'elles nous serviront bientôt à prouver l'existence de la syphilis à l'époque préhistorique.

Les exostoses provoquent souvent des douleurs caractéristiques qu'on a appelées *douleurs ostéocopes*. Les sièges de prédilection de ces tumeurs osseuses sont : la partie moyenne du *tibia*, les os du *crâne*, la *clavicule*, le *cubitus*, le *radius* à sa partie inférieure, les extrémités du *péroné* et le *sternum*. Les exostoses ne s'accompagnent pas toujours de douleurs ostéocopes : la tuméfaction osseuse est souvent le premier symptôme qui attire l'attention des malades, car ils se croient guéris depuis longtemps. Voici un exemple bien intéressant de syphilis non soignée, ayant eu son évolution, et s'étant manifestée par des symptômes assez bénins à la période tertiaire.

OBSERVATION IV (*personnelle*). — Une jeune femme de mes clientes, Mme N..., se présente à ma consultation en juin 1886. Elle avait alors trente ans et exerçait la profession de couturière pour robes, industrie qu'elle a conservée définitivement après avoir eu, toutefois, une existence quelque peu agitée.

« Docteur, me dit-elle, il m'est poussé, il y a quelques

jours, une petite grosseur au coude droit; je n'éprouve aucune douleur, mais cela m'inquiète. Que pensez-vous que cela puisse être? »

Sans répondre immédiatement, je tâtai la fameuse tumeur qu'on sentait parfaitement à travers sa manche de satin. À l'autre coude, grosseur de même nature, mais beaucoup moins appréciable, et que la malade n'avait pas encore remarquée. Soupçonnant une syphilis ancienne, je lui demandai si elle n'avait pas senti en d'autres endroits, notamment aux jambes, des tumeurs analogues.

— Non; mais si vous voulez voir....

–- Très volontiers. »

À chaque tibia, un peu au-dessous de la tubérosité antérieure, se trouvait une magnifique exostose. J'étais fixé. Désireux cependant de m'éclairer davantage, je lui posai à brûle-pourpoint cette question :

« A quelle époque avez-vous eu la syphilis? »

Un peu interloquée, ma cliente hésita quelques secondes; puis réfléchissant, en sa qualité de femme intelligente, que la feinte serait tout au moins inutile, sinon nuisible, elle me répondit nettement :

« Il y a sept ans.

— Très bien. Et vous êtes-vous soignée?

— Certainement. J'ai suivi un traitement *sérieux* pendant trois ans : c'est même le docteur X... (j'ai oublié le nom de cet illustre inconnu) qui m'a entreprise.

— ???

— Mais si, vous devez le connaître : un médecin homœopathe.

— Ah! ah! eh bien, il va falloir commencer à vous soigner.

— Commencer?

— Oui, Madame; pendant sept ans vous avez contemplé les accidents successifs de votre syphilis, tout en mangeant au début des granules à base de sucre; maintenant vous allez la traiter, avec des médicaments.

— Fort bien. »

Je prescrivis immédiatement le traitement mixte, et j'eus la satisfaction d'apprendre par ma cliente elle-même, que je revis beaucoup plus tard, que les exostoses avaient entiè-

rement disparu en l'espace de trois mois. Depuis ce temps-
là elle se porte à merveille; mais il faut dire qu'elle suit
très exactement son traitement.

On a signalé aussi des tumeurs blanches syphilitiques,
mais cela n'existe pas. Il y a là une erreur de mots, et
cette erreur provient de ce que le plus grand nombre
ont mal compris le Mémoire de M. Richet [1] sur les
tumeurs blanches. Comme le fait très justement
remarquer de Fontaine [2], « à l'époque de la publication du Mémoire de M. Richet, le nom de tumeur
blanche était pris dans le sens d'arthrite ou même
d'arthropathie chronique, alors qu'aujourd'hui il n'est
plus appliqué qu'aux arthropathies scrofulo-tubercu-
leuses. M. Richet, évitant un néologisme, a signalé
comme constituant une simple variété des faits avec
lesquels il eût pu et peut-être dû créer une affection
nouvelle. Aujourd'hui il n'agirait certainement pas de
même. » La cause est entendue. On rencontre des
synovites, des ostéites, des arthrites syphilitiques,
mais jamais de tumeurs blanches en dehors de la
scrofule.

Du côté du système nerveux, nous trouvons surtout
les paralysies et quelques troubles des sens que nous
nous contenterons de mentionner. Puis nous arrivons
aux lésions viscérales. Citons les affections syphilitiques
du foie (pseudo-cirrhoses), de l'appareil urinaire et des
voies respiratoires (gommes du poumon), du thymus,
de la rate, etc. Nous renvoyons aux traités spéciaux
les lecteurs désireux d'approfondir cette question.
Enfin parlons de la *cachexie*, puisque le mot a été pro-

1. *Mémoires de l'Académie de médecine*, Paris, t. XVII.
2. *Loc. cit.*

noncé, mais, comme le fait très justement remarquer Follin [1], c'est « moins un symptôme de la syphilis qu'une complication de cette maladie ». Cette débilité, qui n'est pas spéciale à la vérole, se rencontre chez des malades qui ont eu à supporter la misère physiologique, et ont une constitution délabrée, soit par la mauvaise hygiène, soit par un traitement mercuriel mal institué ou mal compris, et, en tous cas, mal exécuté.

Les accidents tertiaires peuvent être précoces et apparaître dans les premiers mois de l'infection syphilitique, mais le cas est rare. Signalons aussi les ulcérations tertiaires des parties génitales, qui peuvent en imposer pour des chancres mous : la pierre de touche sera le traitement par les iodures. J'en ai vu un bien bel exemple en 1881, à Lourcine, salle Astruc (autrefois Saint-Clément). M. Gouguenheim, alors mon Chef de service, en a fait prendre le moulage en cire, et la pièce est encore au petit musée de Lourcine. L'année dernière, j'eus encore l'occasion d'observer un cas analogue qui donna lieu à une erreur de diagnostic.

OBSERVATION V (*personnelle*). — Une jeune femme de mes clientes, Clémence M..., exerçant la profession de chanteuse de café-concert, me fait appeler, en octobre 1888, pour avoir mon avis sur une petite érosion qui siégeait au point d'intersection des grandes lèvres, à la naissance du clitoris. Cette érosion, très superficielle, était douloureuse, nullement indurée, et existait depuis quatre ou cinq jours. Était-ce de l'herpès ulcéré? Je me contentai de prescrire une pommade au précipité blanc, en recommandant à la malade d'observer sa lésion et de venir me trouver en cas

1. *Traité élément. de pathol. ext.* Paris, 1874.

d'aggravation. En somme, c'était une médication expectante.

Je la revis un mois après : elle revenait tout exprès d'un port de mer du littoral de la Manche, où un médecin de l'endroit, croyant à un chancre mou, avait multiplié les cautérisations. Cette intervention, aussi énergique qu'intempestive, avait changé l'érosion en un ulcère profond, large comme une pièce de 2 francs, et très douloureux. Un liquide d'un jaune citrin et semblable à une solution de gomme s'en écoulait : œdème considérable de toute la région. — La malade, interrogée à ce sujet, m'assura n'avoir pas eu la syphilis, ce qui excluait au moins toute idée de traitement antérieur. Toutefois elle se rappelait avoir eu sur le corps, cinq ou six ans auparavant, des taches qu'elle avait cru être de « l'eczéma », et dont elle ne s'était pas inquiétée.

Je n'hésitai pas à lui prescrire l'iodure de potassium à haute dose (3, puis 4 grammes par jour), et, comme traitement local, je me bornai à conseiller d'abord des cataplasmes de fécule pour diminuer la tension des tissus œdématiés, puis une pommade à base de cocaïne qui supprima l'élément douleur.

Au bout de huit jours, l'ulcère diminua d'un tiers; il était réduit à la moitié le quinzième jour et l'œdème avait disparu. Après un mois, la guérison était complète. Maintenant elle suit un traitement général, convaincue, et avec raison, qu'elle est syphilitique.

Disons pour terminer qu'on ne peut avoir qu'une seule fois la syphilis; les deux ou trois cas de syphilis double rapportés par Follin sont trop vagues pour qu'on puisse admettre le fait sans conteste.

Il est temps que je m'arrête. On pourrait écrire des volumes sur les manifestations de la syphilis, et telle n'est pas mon intention : les ouvrages de ce genre sont déjà en nombre plus que suffisant pour constituer le chaos. Néanmoins nous avons jugé indispensable de donner un résumé des principaux symptômes qui caractérisent la syphilis. Nous présentons les épines avant les roses ; de sorte que le lecteur, s'il a eu le courage de lire entièrement cette esquisse, saura d'abord que la vérole est une maladie qu'il faut soigner ; mais qu'elle n'est pas, comme le croient certains malades, une putréfaction qui vous enlève un bras ou une jambe, ou vous estropie pour la fin de vos jours. Ensuite il comprendra les termes qui reviendront à chaque page dans cette étude historique, il prendra peut-être intérêt à connaître l'histoire *complète* d'un virus qui s'attaque à tous, jeunes ou vieux, lettrés ou illettrés, malins ou naïfs, innocents ou coupables, *impudiques* ou *coquebins* [1].

1. Nous avons retrouvé cette idée exprimée par Barthélemy dans son poème sur la syphilis :

> Nulle digue qui puisse arrêter ce torrent ;
> Il saisit à la fois le docte et l'ignorant,
> Le riche en son hôtel, le pauvre en sa cabane,
> L'impie et l'homme saint qu'abrite la soutane,
> Le vieillard, l'enfant même, atteint souvent d'un mal
> Dont il n'est pas lavé par le flot baptismal ;
> Et peut-être aujourd'hui, parmi l'espèce humaine,
> Il n'est pas un seul homme, et dans l'homme une veine
> Où, quoique, bien souvent, encore non révélé,
> Le virus destructeur ne soit inoculé.

II

ORIGINE DU MOT SYPHILIS

Syphilidemque ab eo labem dixêre coloni.
(FRACASTOR.)

Tous les auteurs qui écrivent un ouvrage se rattachant de près ou de loin aux affections vénériennes, commencent par donner des renseignements sur l'origine du mot *syphilis*. Quant à nous, nous serons très bref, car, entrer dans de grands détails sur les innombrables dénominations qu'a reçues le *mal universel* avant d'être désigné par une expression définitivement consacrée, ce serait anticiper sur le chapitre le plus important de notre prochaine publication. Toutefois nous pouvons dire, sans autre commentaire, que ce terme a été inauguré par Fracastor dans son poème latin resté célèbre et à juste titre [1]. Le médecin italien, s'inspirant des temps héroïques, met en scène les divinités du paganisme, et suppose qu'un berger,

1. Hieronymi Fracastorii *Syphilis, sive Morbus gallicus.* Veronæ, 1530. (Jérôme Fracastor, *la Syphilis ou le Mal français:* Vérone, 1530.)

qu'il appelle *Syphile* (ou *Syphilus*, au choix du traducteur), avait adressé des paroles offensantes à Apollon et déserté ses autels. Le dieu, pour le punir, lui
envoya une maladie des parties génitales, « que les
habitants du pays appelèrent, en raison de cette
circonstance, *mal de Syphile* » et par suite *syphilis*.

Syphilidemque ab eo labem dixêre coloni.

Nous reviendrons, du reste, sur l'œuvre de Fracastor
lorsque nous étudierons les auteurs du xvie siècle.

Mais où Fracastor a-t-il pris ce nom? les avis sont
partagés. Citons tout de suite, pour la repousser d'une
façon absolue, l'opinion de Bosquillon qui propose
l'orthographe *siphilis*, ce qui est inexact, et fait venir
cette expression du mot σιφλός, *blâmable*, ce qui est
bien vague. D'autres, comme Swediaur[1], voyant dans
cette affection le résultat de rapports immondes, y
trouvent les deux mots σῦς, *pourceau*, et φιλεῖν, *aimer*.
Où a-t-on vu la syphilis naître chez le pourceau?
Comme cette théorie n'est pas exposée par Fracastor
et qu'il faut chercher, non pas d'où le mot a pu venir,
mais bien d'où le médecin de Vérone l'a tiré, nous
nous en tiendrons à l'explication suivante, qui nous
paraît la plus simple et la plus admissible. Le mot
syphilis descend en ligne droite (Rejes, Fallope,
Castel) de σύν, *avec*, et φιλία, *amour*, compagne de
l'amour; ce qui veut dire, en bon français, que la
vérole est une maladie contagieuse, se communiquant
surtout dans les conversations intimes. On voit donc

---

1. F. Swediaur, *Practical observations on venereal complaints*,
Edinburgh (*Observations pratiques sur les maladies vénériennes*,
Edimbourg), 1784.

qu'il n'est pas nécessaire d'incriminer le compagnon
de saint Antoine, ou d'aller chercher s'il faut féliciter
ou mépriser le pauvre diable qui n'a pas eu de chance.
Dame! tout le monde n'est pas en situation de s'offrir
un harem gardé par des eunuques!

Avant Fracastor, l'expression qui avait cours était
morbus gallicus; on disait aussi *mal napolitain, mal
des Allemands, mal des Polonais, des Espagnols, des
Turcs*, etc.; *mal du saint homme Job, de saint Sément,
saint Mévius, saint Roch* et autres : toutes les nations
y ont passé, ainsi que tous les saints du Paradis. Mais,
de toutes ces appellations, la plus généralement
employée au xvie siècle, était celle de *mal français*, ou
plutôt *morbus gallicus*, puisque le latin était la langue
scientifique de l'époque. On n'est pas bien d'accord
sur l'origine de cette locution. Certains auteurs, partant de ce principe que la vérole a reçu aussi le nom
de *mauvaise galle*, ont vu, dans le mot *gallicus*,
l'adjectif désignant le genre de maladie. D'autres y
ont trouvé la nationalité : gallicus, *gaulois*, autrement
dit *français*; ceux-là se basaient sur ce fait contestable
que les Français auraient été, au siège de Naples, les
premiers contaminés. Nous reviendrons plus tard sur
cette grande discussion. Le fait à retenir, pour le
moment, c'est que l'expression de *morbus gallicus*
était celle dont se servaient couramment les auteurs
des xve et xvie siècles, aussi bien en France que dans
le reste de l'Europe. C'est ce qui ressort clairement,
d'ailleurs, d'un passage d'Ulrich de Hutten [1], où cet
auteur dit que, s'il s'est servi dans son livre de
l'expression *mal français*, c'est uniquement pour se

---

1. *Loc. cit.*

conformer à un usage qui a prévalu ; et « non certes, ajoute-t-il, par haine contre une nation célèbre et qui est peut-être la plus civilisée et la plus hospitalière de notre époque [1], mais parce que je craindrais de n'être pas suffisamment compris de tout le monde si j'employais un autre terme pour désigner cette affection ». Nous sommes heureux d'enregistrer cette déclaration d'un étranger, bien qu'elle date du xvıᵉ siècle ; et, de la part d'un chevalier allemand, elle n'en a que plus de valeur.

Plus tard, comme on avait trouvé quelques points de ressemblance (surtout à la fin de l'éruption variolique) entre les pustules de la syphilis et celles de la variole (du latin *variola*), qu'on appela d'abord *vairole*, puis *vérole*, le *morbus gallicus* devint la *grosse vérole* ; et, pour éviter la confusion, on donna à la variole le nom de *petite vérole*, épithète qu'elle a conservée. La syphilis a été appelée aussi *gorrhe*, *grande gorrhe*, etc. ; chaque peuple lui donna une désignation spéciale. L'ennemi du moment était tout indiqué pour servir de parrain. Voilà pourquoi les Turcs l'appelèrent *mal des chrétiens*, les Espagnols, *mal des Turcs* ; les Italiens, *mal des Français* ; les Français, *mal de Naples*, etc. Enfin, l'expression *lues venerea*, ou simplement *lues*, ou *mal vénérien*, ou *maladie vénérienne*, mit tout le monde d'accord ; puis le mot *vérole* prévalut, car on le trouve, soit désigné

---

1. Ulrich de Hutten écrivait en 1519. — Voici le texte latin pour ceux qui croiraient à la possibilité d'une traduction arrangée pour les besoins de la cause : « Non invidiâ quidem gentis clarissimæ, et quâ vix alia sit hoc tempore civilior aut hospitalior, sed veriti ne non satis intelligant omnes, si quolibet alio nomine rem signemus. » (*De guaïaci Medic. et Morbo gall*. Moguntiæ, 1519.)

par la majuscule V..., soit écrit en toutes lettres, dans la presque totalité des ouvrages du xviiie siècle sur cette matière. Le terme *syphilis*, tiré de l'oubli où il était bien tombé depuis le poème de Fracastor, fut adopté par les auteurs du xixe siècle, et reçut la consécration de la science. Notre époque pudibonde se voile la face devant le mot *vérole* : nos contemporains ne le prononcent qu'à voix basse, semblant y trouver un arrière-goût d'obscénité. Cette idée fausse a des conséquences regrettables. « La syphilis, dit Potton [1], reçoit un caractère pernicieux des préjugés qui existent dans le monde; l'opinion qui la fait considérer comme flétrissante, quelle que soit son origine, a surtout contribué à la rendre funeste. Ce n'est pas elle qui est honteuse, mais le libertinage qui lui donne naissance. » Il est bien évident que, la source étant la même dans les différentes couches sociales, la syphilis peut atteindre aussi bien l'homme rangé qui obéit simplement aux lois physiologiques, que le vicieux adonné à toutes les débauches. Flétrir le premier au même titre que le second serait une injustice criarde, car le hasard seul, dans ce cas, peut être incriminé. Enterrons alors ce mot *vérole*, si vous le voulez, puisqu'il rappelle une hydre terrible et terriblement exagérée, mais laissez-nous au moins imprimer l'expression *syphilis*, car nous n'en avons pas d'autre pour désigner scientifiquement le *mal cosmopolite!*

1. *De la Prostitution et de la Syphilis dans les grandes villes.* Lyon, 1842.

III

AGE DE LA SYPHILIS

> « Faire l'histoire de la syphilis, c'est
> « pour ainsi dire tracer celle de l'hu-
> « manité. »
> (PHILIPPE ALBERT 1.)

> « Je croirai avec Guy Patin que non
> « seulement Job, David, Salomon et
> « Adam avoient la Vérole, mais qu'elle
> « étoit dans le cahos avant la création. »
> (DE LA METTRIE? 2)

La date de la naissance de la syphilis : voilà une question controversée! On a répandu des torrents d'encre de *toutes les vertus*, les uns voulant prouver que la syphilis était née en 1494 : ceux-là sont féroces; les autres, pour établir qu'elle a existé de toute antiquité : ces derniers constituent la minorité. Entre ces deux théories bien tranchées, se trouvent les opinions intermédiaires, les moyens termes. Parmi les premiers, tout au moins au XVI⁰ siècle, que d'igno-

1. *Mémoire sur les malad. vénér*. Bordeaux, 1836.
2. *Saint Cosme vengé* (ouvrage anonyme); par de La Mettrie, selon Barbier. Strasbourg, 1744.

rants se copiant les uns les autres! que d'empiriques!
que de charlatans! Et les raisons invoquées! Il y a
matière à plusieurs volumes : c'est ce qu'on trouvera
condensé dans une publication ultérieure.

De nos jours, on tend de plus en plus, dans le
monde médical, à innocenter l'Amérique : disons tout
de suite qu'il a fallu plus de vingt ans aux auteurs
plus ou moins contemporains de l'épidémie, pour
songer à en trouver la source à Saint-Domingue.
Christophe Colomb lui-même ne s'en était jamais
douté : dans tous les cas, il n'en dit pas un mot dans
ses lettres, même après plusieurs voyages; et il a fallu
qu'un personnage peu recommandable, Fernandez
y Oviédo, vînt accuser les naturels des Antilles, près
de *vingt-cinq ans* après leur découverte, pour que ce
racontar parvînt jusqu'à nous. La meilleure preuve de
la fausseté de cette assertion est dans la multitude des
noms donnés à la syphilis au moment de la grande épidémie du XVe siècle. Si la maladie, soi-disant inconnue
jusqu'alors, avait été réellement rapportée d'Amérique,
n'aurait-elle pas reçu immédiatement le nom de *mal
américain*, nom qu'elle aurait certainement conservé?
Et Christophe Colomb se serait endormi pour toujours
sans avoir soupçonné que la terre découverte par lui
était le foyer d'un virus nouveau! ce serait bien
étrange. D'ailleurs, nous rendrons plus tard à Oviédo
la justice qu'il mérite.

La légende de l'origine américaine de la syphilis,
encore très en honneur dans le public, n'est donc plus
défendue actuellement que par un très petit nombre
d'auteurs. Quelques-uns lui trouvent une autre source :
l'Afrique; d'autres accordent qu'elle a pu se montrer
dans le moyen âge; mais la majorité lui signe son

acte de naissance, pour l'Europe, à Naples, pendant le siège de cette ville par Charles VIII, en l'an 1494. La vérité, c'est que la syphilis est et était partout, mais pas au même degré dans tous les pays et à toutes les époques, et surtout peu connue, pour ne pas dire méconnue.

Nous avons déjà dit que nous considérions cette maladie comme aussi vieille que le monde; maintenant nous allons le prouver. Nous nous proposons de citer et d'expliquer les textes anciens déjà signalés par ceux de nos devanciers qui ont voulu défendre la même théorie. Les arguments, bons ou mauvais, seront épluchés. Nous en apporterons d'autres et nous produirons aussi d'autres textes que nous n'avons encore trouvé nulle part en tant que citations. Nous arriverons ainsi, âge par âge, jusqu'à l'épidémie du XVe siècle qui fera l'objet de notre deuxième volume, avec l'analyse des auteurs les plus intéressants du moyen âge.

Ainsi, il est bien entendu que notre premier volume est entièrement consacré aux preuves de l'existence de la syphilis depuis la création du monde jusqu'au moyen âge. Que ceux qui doutent de cette origine antique lisent le *Nuei-King*, traité de médecine rédigé d'après les traditions et documents séculaires de la Chine, par l'empereur *Hoang-ty*, qui vivait 2637 ans avant Jésus-Christ. Quand ils seront suffisamment édifiés, je les engagerai à aller visiter le Muséum d'Histoire naturelle et le Musée d'Anthropologie : ils y verront des ossements de l'homme préhistorique portant des traces indéniables d'accidents tertiaires. Nous allons diriger le lecteur dans ces recherches intéressantes.

IV

LA SYPHILIS AUX TEMPS PRÉHISTORIQUES

> « La syphilis héréditaire déforme le
> « crâne d'une manière typique. »
> (J. Parrot.)
>
> « Aujourd'hui l'anthropologie a donné
> « son puissant appui aux partisans de
> « l'origine ancienne en montrant sur
> « des squelettes préhistoriques des tra-
> « ces indéniables d'altérations syphili
> « tiques. »
> (P. Hamonic [1].)

Il est tout d'abord nécessaire de s'entendre sur la
signification exacte du mot *préhistorique*. Vous me
direz : c'est bien simple, præ, *avant* ; historia, *histoire* ;
c'est-à-dire qui appartient à une époque antérieure
à l'histoire. C'est bien cela ; mais il est cependant
utile de donner de plus amples explications, car
nombre de gens font du mot *préhistorique* le syno-
nyme d'*antédiluvien*. C'est trop absolu ; bien des
peuples, en effet, ne fût-ce que le peuple français,
sans aller plus loin, ignorent leur histoire dans les

---

1. *Des maladies vénériennes chez les Hébreux à l'époque
biblique.* Paris, 1887.

trois ou quatre premiers milliers d'années qui ont suivi ce qu'on est convenu d'appeler le déluge : c'est l'époque préhistorique de la Gaule. Telle nation, comme la Chine, par exemple, avait son histoire trente-deux siècles avant Jésus-Christ, et savait qu'un de ses empereurs, *Chin-nong*, vivait en l'an 3216 avant notre ère, tandis que tous les autres pays, si ce n'est peut-être l'Inde, la Chaldée, l'Égypte et la Judée, en étaient encore, à ce moment-là, à la période préhistorique. Sans remonter aussi loin, au temps d'Hippocrate, c'est-à-dire dans le v⁰ siècle avant Jésus-Christ, l'histoire, dans les Gaules, se réduisait à d'obscures légendes ou traditions, et il n'y avait encore aucune dynastie connue ou reconnue parmi ces bandes de barbares légèrement anthropophages. Les ossements humains à demi calcinés trouvés dans les cavernes ne laissent aucun doute à cet égard [1]. On voit donc qu'il est impossible de s'arrêter à une seule et même date pour clore la période dite préhistorique, puisque, à la même époque, nous trouvons certains peuples cultivant les sciences, ayant des traités de médecine écrits par les soins de leurs monarques, tandis que certains autres étaient encore en pleine barbarie, pour ne pas dire en pleine sauvagerie. Il est vrai que les premiers sont restés à peu près stationnaires, et voyagent encore en palanquin, tandis que les seconds montent dans le *rapide* et causent avec leurs voisins d'outre-mer à l'aide du téléphone.

On pourra s'étonner de nous voir donner tout d'abord les preuves tirées des découvertes des anthro-

---

1. Cf. Le Baron, *Lésions osseuses de l'homme préhistorique.* Thèse de Paris, 1881.

pologistes. Il est évident que les manuscrits chinois,
qui datent de plus de quarante siècles, sont bien antérieurs à certaines sépultures gauloises où ont été
trouvés des ossements portant des lésions pathologiques. Je ne citerai comme exemple que le crâne du
cimetière de BADDGGSBreny (Aisne), qui appartient à l'époque
mérovingienne. La contradiction n'est qu'apparente.
En effet, les ossements découverts, soit en France, soit
dans l'Amérique du Sud, peuvent aussi bien remonter
au déluge; et, tant qu'ils n'appartiennent pas à une
époque où la nation d'où ils proviennent a son
histoire, chez elle ou chez ses voisins, ils sont préhistoriques. C'est pour en finir avec les ossements que
nous parlons ici du crâne de l'époque franque, époque
historique; nous pourrons ensuite aborder les documents écrits, et éviter ainsi les redites.

Cela posé, violons les sépultures antiques; tirons de
l'argile, des conglomérats à ossements, des cavernes
ou des dolmens celtiques, les débris de l'homme primitif épargné par le grand cataclysme! Évoquons les
âmes de ces premiers spécimens de notre espèce dont
cinq ou six mille ans nous séparent; alors leurs squelettes, classés dans les vitrines de nos musées, redres-
sant leurs crânes émaillés d'ostéophytes et brandis-
sant leurs tibias boursouflés d'exostoses, viendront
crier à leurs descendants du xixᵉ siècle : « Oui, nous
avons échappé au déluge universel; nous sommes ces
êtres humains que vous appelez préhistoriques, et
dont la fuite sur les cimes élevées des continents
d'alors a inspiré l'image symbolique de l'arche de
Noé; la race du mammouth est à jamais perdue : il
dort au milieu des glaces polaires qui lui ont servi de
linceul; le mastodonte et le dinothérium giganteum

reposent entre les couches superposées du terrain
tertiaire : ils sont perdus dans les sables ou enfermés
au centre des roches qui furent leur tombeau ; l'espèce
en est éteinte ! Nous, vos ancêtres, nous avons survécu
là où tous ces colosses ont péri ; or nous avions la
syphilis : sachez donc que c'est avec elle que notre
race a traversé les siècles ! »

C'était l'héritage de l'homme antédiluvien : celui-là
nous est parvenu intact.

Mon collègue et ami P. Hamonic, dans une monographie fort intéressante dont nous aurons l'occasion
de reparler, résume ainsi son opinion sur les preuves,
je dirai presque *fossiles* de la syphilis. « Aujourd'hui
l'anthropologie a donné son puissant appui aux partisans de l'origine ancienne en montrant sur des
squelettes préhistoriques des traces indéniables d'altérations syphilitiques. C'est là une démonstration irréfutable. Il est vrai qu'on peut discuter la nature des
lésions trouvées sur la plupart des pièces. Quelques-
unes cependant sont tellement typiques qu'il est *impossible* de les récuser. »

A la syphilis préhistorique se rattache le nom de
J. Parrot, le regretté professeur de la Faculté de médecine de Paris. Le premier il osa démontrer que le mal
vénérien avait existé à l'âge de pierre. Née dans les
cavernes immenses ou à l'ombre des conifères et des
prêles gigantesques, la syphilis règne maintenant sur
le monde entier après avoir passé par des alcôves
royales.

Sans se laisser rebuter par les sourires incrédules des
uns ou les vives attaques des autres, Parrot maintint son
dire envers et contre tout, et, grâce à lui, la syphilis
préhistorique ne laisse plus de doute que dans l'esprit

des intraitables. Il est pénible, en effet, de voir renverser par des preuves matérielles qu'il n'est pas aussi
facile de réfuter que des textes plus ou moins obscurs,
des convictions de trente ou quarante ans. Peu d'esprits, même supérieurs, consentent à brûler leurs
idoles, et, faute d'arguments, on ergote, mais on ne se
rend pas. Passons.

Nous nous occuperons tout d'abord de la découverte
de Solutré qui a tant agité les anthropologistes. Solutré
est une localité du département de Saône-et-Loire ;
là se trouve une station préhistorique. Dans les diverses
fouilles pratiquées depuis 1867, on y trouva des ossements de rennes et de chevaux, des silex taillés et
des restes appartenant aux époques gallo-romaine et
mérovingienne. Les débris humains de Solutré paraissent appartenir à une race venue de l'Asie. En 1872,
l'abbé Ducrost, ayant entrepris aussi des fouilles dans
cet endroit, découvrit un squelette féminin orienté,
c'est-à-dire couché dans la direction de l'orient à l'occident, et entouré de dalles frustes ; ces restes, de
l'avis des anthropologistes les plus autorisés (Broca,
Parrot, etc.), peuvent être rapportés à l'âge de pierre,
époque du renne et de l'homme primitif. Or les
deux tibias de cette femme, disent les comptes rendus
scientifiques, sont le siège d'*exostoses* manifestement
syphilitiques. Le droit surtout porte trois saillies particulièrement caractéristiques. L'une est située à la
partie moyenne sur la crête de l'os, d'où elle s'étend
moitié à la face interne, moitié à la face externe. Au-
dessous, à 2 centimètres de distance, il en existe une
autre semblable, située à la fois sur la crête du tibia
et sur le bord libre qui lui fait suite ; elle s'étend aussi
à la face interne et à la face externe de l'os. Enfin une

troisième exostose est située au tiers supérieur de l'os, à sa face interne. Examinées par Broca, Ollier, Parrot et Virchow, ces exostoses ont été, d'un commun accord, jugées syphilitiques [1]. M. Rollet, qui a pratiqué à plusieurs reprises l'examen de ces précieux débris, demeure convaincu qu'on doit considérer les exostoses du squelette de Solutré comme des « indices de syphilis plus certains que les déformations craniennes » décrites par Parrot, et dont nous allons nous occuper.

Le professeur Parrot fit ses premières leçons sur la syphilis préhistorique à l'hôpital des Enfants-Assistés en 1877. Ce fut à l'occasion de quelques crânes d'enfants présentés à la Société d'anthropologie, et sur lesquels se trouvaient des lésions que Parrot affirma être dues à la syphilis héréditaire. Son opinion fut d'ailleurs partagée par Broca, dont personne ne saurait nier la haute compétence en matière d'anthropologie, et plusieurs autres savants que nous aurons l'occasion de citer. Parrot répéta la même année au Congrès du Havre ce qu'il avait dit aux Enfants-Assistés et à la Société d'Anthropologie; et c'est d'après le compte rendu de la séance du Congrès que nous rapportons ce qui va suivre [2].

Le professeur commence par décrire, d'après ses observations journalières dans son service des Enfants-Assistés, les lésions produites par la syphilis hérédi-

---

1. Nous avons puisé ces renseignements dans les *Bulletins de la Société d'anthropologie*, le *Dictionnaire de médecine et de chirurgie pratiques*, le *Traité des maladies vénériennes* de M. Jullien et le *Dictionnaire encyclopédique des sciences médicales*.

2. J. Parrot, *les Déformations craniennes causées par la syphilis héréditaire* (in *Associat. franç. pour l'avancem. des scienc.* Congrès du Havre, 1877).

taire sur les crânes des enfants. Comme nous ne faisons pas un cours de syphiliographie, nous ne pouvons entrer dans de grands détails : le fait important à retenir, c'est que, par suite de la syphilis chez les ascendants, les enfants présentent, surtout au niveau des arcades sourcilières, des *ostéophytes* épais et *persistants*. Ces productions osseuses, provenant du fait de la syphilis, sont caractéristiques et ne peuvent être confondues avec aucune autre lésion. Or, si l'on constate la présence de ces *lésions persistantes* sur des crânes d'enfants trouvés dans les terrains diluviens ou autres, on ne peut cependant pas les attribuer à la coqueluche. Maintenant nous laissons la parole au professeur.

L'Institut anthropologique possède cinq crânes péruviens d'enfants : trois viennent d'Arica, et ont été envoyés par M. le Dr Bourrut; les deux autres ont été donnés par M. Destruges. A l'exception de l'un des premiers, ils sont tous malades, et portent des *traces incontestables de syphilis héréditaire*.

On va m'objecter tout de suite, que le Pérou étant en Amérique, personne n'a songé à nier l'existence ancienne de la syphilis dans le nouveau continent. Je répondrai d'abord que j'écris l'histoire de la syphilis d'après les traces qu'elle a laissées et partout où elle les a laissées, sans distinction de pays; ensuite que, si l'on veut bien avoir la patience de lire ce chapitre en entier, on trouvera plus loin des descriptions identiques concernant des ossements européens, et qu'on pourra comparer avec les descriptions précédentes. Il existait donc, en 1877, quatre crânes syphilitiques au musée Broca. Comme on pourrait nous accuser d'apporter une citation trop vague ou incomplète, nous donnerons le compte rendu *in extenso*.

Voici en quelques mots ce qu'on y observe : Sur le *n° 5 de la vitrine XI*, provenant d'un enfant qui avait six dents, la fontanelle est large et les voûtes orbitaires sont couvertes par un *ostéophyte* épais et poreux. En dedans, la région bregmatique du frontal et les cavités des pariétaux présentent une couche mince d'un tissu morbide très poreux et plein de sillons vasculaires.

Le *n° 6 de la même vitrine*, dont la fontanelle est un peu moins large que celle du précédent, porte extérieurement, sur le frontal et sur les pariétaux, autour du bregma, *quatre saillies ossifiées*, ovalaires, avec des porosités nombreuses et des sillons dirigés d'avant en arrière. La glabelle est couverte par une plaque semblable. Quelques régions de la face interne sont atteintes, même à un faible degré, et sur des points qui ne correspondent pas aux lésions extérieures.

L'un des crânes de M. Destruges, dont la fontanelle est largement ouverte, porte à sa périphérie, dans l'angle bregmatique de chaque frontal, un *ostéophyte* de forme circulaire de 40 millimètres de diamètre sur 3 d'épaisseur, poreux et parcouru par de nombreux sillons. Il en existe un autre, plus étendu et présentant à un plus haut degré cette structure, sur le pariétal gauche, près du lambda.

Le dernier, très incomplet, est *altéré*, de même que les précédents, au niveau des *voûtes orbitaires*.

Tous ces crânes sont d'une ancienneté non douteuse....

L'étude de ces crânes d'enfants nous apprend deux choses : 1° que la syphilis existait au Pérou avant que les Espagnols eussent découvert l'Amérique ; 2° que cette maladie y était fréquente, puisque la plupart des crânes d'enfants qui en proviennent en portent des traces....

Grâce à l'obligeance de M. le professeur de Quatrefages, et avec l'aide de M. le docteur Ern. Hamy, j'ai découvert, dans la collection du Muséum, *deux crânes*, non moins anciens que ceux de M. Destruges, et *qui présentent les lésions typiques de la syphilis héréditaire*.

L'un d'eux, donné par M. Dairay, est celui d'un Péru-

vien d'Arica adulte. Il ne porte aucune trace de déformation artificielle, est légèrement natiforme, et l'on y voit un
os épactal de 55 millimètres de hauteur. Le long de la sagittale, sur une longueur de 70 millimètres, les pariétaux sont
symétriquement couverts d'une *couche poreuse*, avec des
sillons vasculaires nombreux et profonds. Le frontal est lésé
de la même manière au voisinage du bregma. L'altération
est beaucoup plus marquée à droite et s'étend jusqu'à la
suture fronto-pariétale de ce côté, où l'on constate une
synostose assez étendue.

L'autre crâne est d'une forme beaucoup plus saisis-
sante, *les lésions caractéristiques y étant très accentuées*.
Il est inscrit sous le n° 9 de la collection Champeaux (Muséum). Les dents du maxillaire supérieur sont usées. Il est
très brachycéphale, et l'on y voit un os épactal double,
entouré de quelques os wormiens. Les sutures coronale et
sagittale sont complètement effacées. Il est natiforme à un
haut degré et présente, en outre, *deux bosses* sur le frontal.
Les *proéminences des pariétaux*, excessivement saillantes,
sont séparées par une gouttière profonde. Elles sont *po-
reuses et sillonnées par des vaisseaux* irréguliers. Celles des
frontaux, d'un relief beaucoup moins marqué, sont pyri-
formes, ayant leur grosse extrémité dirigée en haut et en
dehors, tandis que celle qui est effilée aboutit à la glabelle.
La région bregmatique est représentée par une sorte de
plateau quadrangulaire, saillant, surtout à son centre.

L'épaississement de la paroi cranienne, au niveau des régions malades, est considérable. En un point des pariétaux,
elle atteint 38 millimètres et sur les frontaux, 27 ; tandis que
celle des parties non altérées ne dépasse pas 10 millimètres.
Cet énorme épaississement d'une portion assez étendue de
ce crâne rend compte de son poids qui est excessif, puisqu'il s'élève à 1340 grammes, tandis qu'en moyenne celui
des crânes de même provenance, non altérés, ne dépasse
pas 800 grammes.

Ici une remarque est nécessaire, puisqu'il s'agit de
crânes américains. La déformation syphilitique rappelle
celle, bien connue, des crânes trilobés d'Ancon. Mais, entre
elles, la ressemblance n'est qu'apparente, tandis qu'il y a
des différences profondes. Je me contenterai de signaler la

principale qui consiste en l'absence, sur les crânes d'Ancon, des ostéophytes poreux et sillonnés [1]....

L'exposé que je viens de présenter peut se résumer ainsi :

1° La *syphilis héréditaire* déforme le crâne d'une manière *typique*;

2° La syphilis existait au Pérou avant la conquête espagnole.

Dans cette même séance, M. de Quatrefages cite l'ouvrage de M. Jourdanet relatant l'histoire de la syphilis au Mexique, antérieurement à la conquête, et rappelle l'opinion du capitaine Cook sur la préexistence de cette affection en Océanie, opinion confirmée d'ailleurs par divers auteurs. M. Bertillon dit qu'un autre ouvrage, dû à un moine espagnol et traduit par M. Jourdanet, admet aussi qu'au nombre des maladies auxquelles les Mexicains étaient sujets, se rencontrait la syphilis. Enfin M. Broca conclut par ces mots : « Je saisis l'occasion de noter les preuves qui viennent d'être données de l'existence de la syphilis au nouveau monde avant l'arrivée des Européens. Il n'y a rien d'étonnant, à tout prendre, à ce que les mêmes maladies sévissent sur l'ensemble de l'humanité; ce qu'il importe de constater, c'est que l'apparition de la syphilis dans l'humanité est de beaucoup antérieure au moyen âge. »

Tout ce qui précède se rapporte uniquement à l'Amérique, mais fait partie de l'ensemble des documents qui prouvent que la syphilis existait partout à toutes les époques, et ces lésions osseuses servent de types

---

1. Qu'on nous pardonne ces descriptions un peu abstraites, mais elles étaient indispensables pour faciliter la lecture du reste de ce long chapitre.

pour l'étude des crânes découverts en Afrique et en Europe.

Comme nous l'avons déjà dit, Parrot avait eu antérieurement l'occasion, à la Société d'anthropologie, de parler de la syphilis préhistorique. Ce fut à propos du crâne d'un jeune Indien de Pernambuc que présentait M. Thulié. Ce crâne offrait les lésions typiques de la syphilis héréditaire. Nous donnons le compte rendu de cette séance[1], qui eut lieu en juillet avant le Congrès du Havre.

M. Parrot fait remarquer que la syphilis cranienne héréditaire affecte deux modes d'évolution distincts : elle procède, soit par érosion, ce qui n'est pas le cas ici, soit par hyperostose. Il se développe alors des ostéophytes qui prennent pour siège d'élection l'orbite, les frontaux et les pariétaux, et ont pour double effet d'augmenter l'épaisseur de la paroi centrale de l'os, et de déterminer une déformation de la voûte du crâne. Il soumet à la Société un certain nombre de spécimens de ces lésions, provenant de sujets chez lesquels *le diagnostic a été confirmé par la connaissance de l'état pathologique des parents...*

Il parait démontré que la syphilis existait au Pérou avant la conquête. Le Musée possède plusieurs crânes péruviens portant des lésions ostéophytiques non équivoques. Sur l'un d'eux, comme sur le crâne décrit par M. Thulié, la lésion a pour siège l'orbite. *L'identité de siège confirme l'identité de diagnostic*, et en même temps l'opinion que la syphilis, au Pérou, a précédé l'arrivée des Européens.

« Cette conclusion, dit M. Broca, est très importante, et je suis très disposé à l'accepter, sans admettre pour cela que la syphilis d'Europe soit d'origine américaine ; car cette affection peut très bien, comme beaucoup d'autres, avoir pris naissance sur plusieurs points du globe. L'existence de la syphilis en Europe, avant la découverte de l'Amérique, est, sinon absolument démontrée, du moins rendue très probable par un grand nombre de documents. »

1. *Bulletins de la Société d'anthropologie*, 1877.

En 1880, le Musée d'anthropologie s'enrichissait d'une nouvelle pièce venant prouver l'existence de la syphilis à l'époque préhistorique. Il s'agit d'un fragment de crâne appartenant à des races disparues long-temps avant le XVe siècle, et il serait difficile de dire exactement à quelle époque vivait cet homme dont un débris osseux nous est parvenu. Nous donnerons un simple résumé de la séance où cette pièce fut examinée [1].

Séance du 1er juillet.

M. Moreno présente deux crânes provenant des anciens cimetières du Rio Negro ; ce sont les représentants des races antérieures à la conquête espagnole et éteintes avant elle. L'un [2], qui offre des caractères pathologiques, était à une profondeur d'environ 4 mètres, dans une couche d'argile sablonneuse semblable au limon quaternaire des pampas. Non loin de là, dans la même couche, étaient quelques fragments de la carapace d'un glyptodon. Le second crâne est plus moderne, quoique fort ancien. Il était à 2 mètres de profondeur dans des dunes aujourd'hui solidifiées. Il est déformé à la manière des Aymaras.

M. Moreno rappelle à ce sujet que ses découvertes portent sur plusieurs formes de crânes se rattachant à des races différentes. La plus ancienne, représentée par la première calotte cranienne, devait vivre aux temps glaciaires de la Patagonie, que l'on sait être postérieure à l'époque glaciaire de l'Europe....

M. Bordier fait remarquer *la lésion évidemment syphilitique* de l'un des crânes rapportés par M. Moreno....

M. Bertillon fait observer que ce second crâne présente les traces profondes d'une ostéite de très longue durée « et, ajoute-t-il, *je ne vois que la syphilis qui ait pu la causer* ».

<hr>

1. *Bulletins de la Société d'anthropologie*, 1880.
2. Une calotte cranienne.

M. Broca partage cet avis. « L'ostéite, dit-il, ne paraît ni tuberculeuse ni traumatique ; *la syphilis tertiaire peut seule l'avoir produite.* Cette pièce est encore plus démonstrative que les crânes d'enfants rapportés du Pérou et sur lesquels se constataient des lésions attribuées à la même cause. »

Voilà qui prouve surabondamment que la syphilis existait au Pérou et dans la Patagonie à une époque où les Européens ignoraient encore l'usage du fer. Nous allons interroger maintenant les squelettes des hordes errantes et sensiblement cannibales qui peuplaient les Gaules à l'âge de pierre et aux temps druidiques avant les dynasties franques. La syphilis, comme nous pourrons le voir, régnait en maîtresse et n'épargnait pas plus les tibias des Celtes que les crânes des Péruviens dont l'Océan les séparait. Nous avons trouvé, dans une thèse fort intéressante à divers points de vue, des renseignements précieux [1] : nous examinerons les différentes descriptions que donne l'auteur. Mais toutes ne sont pas probantes au même titre pour la cause que nous défendons : aussi, après avoir cité le texte en donnant les indications nécessaires pour faciliter le contrôle, nous bornerons-nous à apprécier les idées émises. Au lecteur de conclure.

Au chapitre II, § 1, on trouve trois descriptions qui présentent un certain intérêt.

Nº 65. Fragment de frontal d'un tumulus de Méloissy
(Côte-d'Or).

(Musée Broca, vitrine XXIII.)

La face inférieure de cet os porte *deux exostoses* à gauche de la crête coronale. — L'une mesure 1 centimètre de hau-

1. Le Baron, Thèse de Paris, 1881.

teur, 6 millimètres de largeur et 3 millimètres d'épaisseur. L'autre est haute de 8 millimètres, large de 5 et épaisse de 2. — A droite de la même crête est une troisième exostose plus petite. — La surface de toutes ces productions osseuses est irrégulière....

Le sujet était-il sous le coup d'une diathèse scrofuleuse ou *syphilitique*?

Nous ferons simplement remarquer que ces exostoses correspondent aux arcades sourcilières, et Parrot nous a fait voir que c'était le lieu d'élection des ostéophytes dans la syphilis héréditaire.

Nº 66. TÊTE DES GROTTES DE BRAY-SUR-SEINE (Seine-et-Marne).
(Musée Broca.)

Elle a été présentée en 1881 à la Société d'anthropologie par le professeur Parrot, qui a émis l'hypothèse de la syphilis, mais sans oser l'affirmer.

Elle ne présente en réalité que de simples dépressions. Le Baron y voit des lésions dues à l'atrophie, ce qui nous paraît fort probable : aussi n'avons-nous mentionné cette tête que par souci de la vérité, étant donnée l'hypothèse qu'avança Parrot. La troisième description fournit matière à controverse.

Nº 85. TÊTE DU LIBY (Ardèche).
(Musée Broca, nº 3.)

Sur quelques dents de cette tête, il existe une lésion remarquable, méconnue il y a quelques années, et dont se sont particulièrement occupés les Drs Parrot et Magitot, je veux parler de l'érosion dentaire. Elle est caractérisée par des *stries transversales* uniques ou multiples et correspondant chacune à un arrêt de développement. M. Parrot attribue ces stries à la *syphilis* et M. Magitot y voit les traces indélébiles de convulsions survenues dans l'enfance. De quel côté est la vérité?

Sans vouloir nous permettre de donner un démenti à M. Magitot, nous dirons que nous avons pu observer maintes fois les stries transversales sur les dents des enfants dont les parents étaient syphilitiques, et notamment à Lille et au dispensaire de la Société Philanthropique, à La Villette. Ce n'est pas à dire, toutefois, que les convulsions ne puissent amener parfois un résultat identique, mais peut-être pas aussi caractéristique. Accordons à M. Magitot qu'il ne faudrait pas conclure indistinctement à la syphilis pour toute dent préhistorique portant des stries transversales ; mais que cet habile praticien nous permette de nous ranger de l'avis de Parrot pour la majorité des cas[1].

Le Baron cite encore un grand nombre de cas d'exostoses, mais sans en donner la description ni en expliquer l'origine. Au § 2, il nous décrit la pièce qui, pour lui, est un type d'hyperostose syphilitique.

Nº 89. Fragment du tibia droit du dolmen de Léry (Eure).
(Muséum.)

Vers le milieu de la crête de ce tibia, il existe une *hypertrophie considérable* de la moitié antérieure de la diaphyse. Il en résulte que le bord antérieur présente une courbure très marquée à convexité antérieure. Cette hypertrophie a la forme d'un ovoïde très allongé et sa surface est aussi lisse que le reste de l'os. Elle s'étend sur une hauteur de 85 millimètres. En cet endroit, le tibia est épais de 24 millimè-

---

1. Voir un peu plus loin un article de Parrot concernant les lésions produites sur les dents par la syphilis héréditaire.

tres. Une section longitudinale, pratiquée sur une tumeur, montre qu'elle est entièrement formée de tissu compact. Le canal médullaire a conservé ses dimensions normales.

Faut-il attribuer cette hypertrophie à un ulcère variqueux ou autre? Je ne le crois pas, à cause de la surface polie de la tumeur. J'aime mieux y voir une altération *syphilitique* de l'os. C'est d'ailleurs un des points où la syphilis porte de préférence ses ravages.

Nous ne voyons rien à ajouter à ces conclusions.

N° 90. TIBIA DU DOLMEN DE MAINTENON (Eure-et-Loire).
(Musée Broca.)

Cet os porte des lésions multiples sur toute sa longueur. Vers le milieu de la crête du tibia est une *exostose nummulaire* d'un diamètre de 3 centimètres environ et d'une épaisseur de 7 à 8 millimètres en son milieu. La surface, presque lisse, est criblée d'une multitude de petits trous. En dedans et en bas, elle se détache du reste de l'os et en ce point offre un bord libre et tranchant. En dehors et en dedans elle se confond au contraire avec le reste de la diaphyse....

Le bord interne porte dans sa moitié supérieure de *nombreuses exostoses* régulières, ayant plusieurs centimètres de hauteur....

On voit enfin des *exostoses multiples* et irrégulières au niveau de l'articulation péronéo-tibiale inférieure....

Pour déterminer la nature de cette lésion, j'ai pensé ne pouvoir mieux faire qu'en la comparant aux tibias malades du musée Dupuytren. J'y ai trouvé, sous le n° 415, une pièce identique, avec le diagnostic d'*hyperostose*. M. Houël, dans son catalogue, ajoute qu'il y avait probablement un ulcère au niveau de la tumeur qu'on remarque sur la crête de l'os.

A cette cause n'est-il pas venu se surajouter quelque élément scrofuleux, je n'ose pas dire *syphilitique*?

Peut-être les deux éléments étaient-ils réunis; l'hyperostose a pu se produire sous une gomme ulcérée:

cette hypothèse est vraisemblable en raison de l'aspect lisse de la tumeur osseuse.

L'auteur termine son travail par les réflexions suivantes :

La syphilis, relativement rare dans les temps anciens, est devenue un mal commun depuis que la vapeur a rendu le mélange des peuples si facile. Beaucoup de tribus de l'Océanie, encore exemptes de cette maladie au commencement du siècle, sont aujourd'hui atteintes par la vérole....
Les huit dents que j'ai trouvées marquées d'érosions prouvent-elles qu'il (l'homme primitif) avait la syphilis? M. Parrot répondrait par l'affirmative. M. Magitot en conclura, au contraire, qu'il avait des convulsions.
Je n'ai pas trouvé d'autre preuve de la syphilis préhistorique que l'hyperostose du tibia de Léry. S'il est bien prouvé que ce tibia est syphilitique, *et c'est mon opinion*, la syphilis préhistorique n'est plus douteuse. Mais il faut avouer qu'elle est rare.

Le Baron, quoique très convaincu, n'ose pas trop s'avancer. Ne perdons pas de vue que l'auteur soutenait sa thèse de doctorat : or l'histoire contemporaine nous prouve qu'il n'est pas toujours sans danger d'émettre des opinions qui pourraient ne pas être partagées par la majorité des juges présents.

Donnons maintenant un dernier extrait des Bulletins de la Société d'anthropologie.

Séance du 18 novembre 1880.

M. de Mortillet présente un crâne et une mâchoire provenant du cimetière de Brény (Aisne). Le crâne, extrait d'une sépulture mérovingienne, présente tous les caractères de la race franque. Le maxillaire est celui d'un enfant dont toutes les dents sont coupées de *sillons horizontaux*. Il y a là une sorte d'arrêt de développement, une érosion que M. Magitot croit due à une affection convulsive, mais que M. Parrot regarde comme une trace de *syphilis infantile* [1].

Nous avons déjà dit notre opinion sur ces lésions de la syphilis infantile que M. Magitot se refuse à admettre pour les temps préhistoriques. Pour nous, cette preuve, comme les autres de même nature, n'a de réelle valeur qu'en ce sens qu'elle vient renforcer les premières que nous avons données et qui nous paraissent difficilement réfutables.

Tels étaient les renseignements concernant l'anthropologie, que nous avions pu nous procurer au début de nos recherches. Mais, en parcourant les journaux médicaux français et étrangers parus depuis trente ans, nous avons trouvé, entre autres documents précieux, un article de Parrot publié en 1882 dans la *Revue scientifique*. Sous ce titre : *Une Maladie préhistorique* [2], l'auteur apporte de nouveaux éléments en faveur de la cause qu'il soutient. Nous allons analyser cette leçon du professeur en lui laissant la parole le plus possible. Parrot débute ainsi :

Tout récemment, M. le professeur Rollet, de la faculté de médecine de Lyon, a publié dans les *Annales de dermatologie* deux articles sur les anciens foyers de la syphilis, où l'on trouve une érudition de choix, une argumentation méthodique et pleine de sincérité. Cette étude commande l'attention et dispose à adopter la manière de voir de l'auteur.

Il pense que cette maladie est très ancienne dans l'humanité; que l'Inde, d'après les documents empruntés aux

1. On trouvera plus loin, dans un article de Parrot que nous allons analyser, une description détaillée concernant les dents de ce maxillaire de l'époque franque.

2. Cet article de la *Revue scientifique* est reproduit tout au long dans les œuvres de Parrot, publiées par les soins du Dr Troisier en 1886.

Védas, est un des plus anciens foyers ; que la Chine, ainsi que l'a prouvé le commandant Dabry, l'a connue de temps immémorial ; que le *yaws* d'Afrique est identique à la syphilis, mais que rien ne démontre que celle-ci n'y ait pas été transportée par les mahométans et les juifs que Ferdinand le Catholique et Isabelle chassèrent d'Espagne ; qu'elle existait en Amérique avant l'arrivée des Européens, comme l'affirme Oviédo ; que les compagnons de Christophe Colomb l'introduisirent....

L'Europe seule, suivant M. Rollet, n'aurait pas connu la syphilis avant la fin du xve siècle, aucun document écrit n'affirmant son existence. Et il ajoute que les fouilles faites dans les terrains d'alluvions et dans les anciens cimetières, bien qu'ayant mis à jour un grand nombre de crânes, qui remontent soit aux époques préhistoriques, soit aux temps les plus reculés de notre histoire, n'ont fait découvrir sur aucun d'eux des lésions caractéristiques de la syphilis. Le squelette de femme trouvé à Solutré porte bien sur les tibias, et en particulier sur celui du côté droit, des *exostoses syphilitiques* (Broca, Ollier, Parrot, Virchow), mais l'abbé Ducrost, à qui l'on doit cette découverte, élève des doutes sur l'époque à laquelle doit être rapportée cette sépulture.

Je viens m'inscrire en faux contre cette dernière partie de la thèse soutenue par mon savant collègue de Lyon, car je suis convaincu que la syphilis s'est manifestée, longtemps avant la découverte de l'Amérique, sur plusieurs points de cette partie de l'Europe qui constitue aujourd'hui la France.

Laissant de côté les textes avec les interprétations et les commentaires qui en ont été donnés, je ne produirai, à l'appui de ma manière de voir, que des *preuves matérielles, visibles, tangibles*, des pièces analogues et même identiques à celles que l'anatomie pathologique nous permet de recueillir chaque jour.

L'auteur fait ensuite l'anatomie pathologique de la syphilis héréditaire.

Les os et les dents sont les seules parties de l'organisme qui, dans certains milieux, résistent à la destruction, et qui parfois, au point de vue morphologique, restent durant plusieurs siècles dans l'état où la mort les a surpris. Aussi, lorsqu'on étudie la pathologie des époques éloignées, c'est seulement de leur examen qu'on peut tirer des renseignements d'une valeur réelle.

J'ai fait cette enquête à propos de la syphilis, et elle m'a fourni des documents précieux; mais, avant de les faire connaître, et pour en montrer toute l'importance, je décrirai en quelques mots les altérations osseuses et dentaires de la syphilis héréditaire, telles que nous les a fait connaître l'anatomie pathologique, en laissant de côté toutes celles qui ne seraient pas utiles à mon but.

Des débris de crânes étant les seules pièces osseuses dont il m'ait été donné de faire l'examen, je dois me restreindre à l'étude des lésions de cette partie du squelette. Elles se présentent sous deux aspects bien différents et même opposés : les unes consistent en une perte de la substance normale, usée parfois jusqu'à la perforation, tandis que les autres sont comme des mamelons qui épaississent considérablement certains points de la paroi. Ces deux modalités pathologiques se rencontrent habituellement sur le même crâne, mais non dans la même région. La première a été décrite en 1843 par Elsässer sous le nom de *cranio-tabes*. C'est sur la face interne de la calotte cranienne qu'elle débute et qu'on la constate à tous ses degrés. Elle n'apparaît extérieurement qu'à sa période ultime. On voit d'abord comme des empreintes, des sortes de cupules, creusées dans la paroi même du crâne qui est rugueuse à leur niveau, amincie à tous les degrés, et même perforée.

J'ai montré qu'il y a deux variétés de craniotabes, ayant chacun son siège et son étiologie bien distincts. — L'un, habituellement symétrique, affecte les frontaux et les pariétaux autour du bregma et le long de la suture sagittale. Il se développe durant la vie intra-utérine, par le fait d'une perversion nutritive, comme le prouve l'état chétif des enfants qui en sont atteints. Je l'ai qualifié de *congénital péribregmatique*. — L'autre occupe sans exception les régions déclives du crâne dans le décubitus dorsal, c'est-à-dire les pariétaux, en arrière l'occipital, au niveau des fosses cérébrale et cérébelleuse. Il se produit toujours après la naissance, reconnaît pour cause la syphilis héréditaire

et appartient à sa période rachitique. Les crânes atteints
de la sorte ont perdu de leur poids spécifique; ils sont
poreux, fragiles, et semblent devoir se briser au moindre
contact.

Les altérations craniennes de la deuxième variété, au
lieu d'être atrophiques et destructives, apparaissent au
contraire comme des végétations exubérantes sur les points
les plus élevés de la calotte et en dehors. Ce sont des
mamelons aplatis, circulaires, qui se distinguent nettement
des parties saines par leur saillie, leur porosité, et, à l'état
frais, par leur couleur rouge ou violacée. Primitivement
peu étendus, ils envahissent parfois la plus grande partie
de la table externe. A leur niveau, la paroi, notablement
épaissie, peut avoir 10, 15, 20 et même 40 millimètres. Leur
tissu consiste en de vastes espaces vasculo-médullaires,
limités par des trabécules osseuses, perpendiculaires à la
surface cranienne. D'abord spongoïde, élastique et imbibé
d'une grande quantité de liquides, il finit par acquérir une
dureté considérable. Très fréquemment les crânes atteints
d'ostéophytes présentent une déformation typique que j'ai
qualifiée de natiforme.

Voilà pour les os; voyons maintenant quelles sont
les traces indélébiles que la syphilis héréditaire laisse
sur les dents.

Sur les dents, les empreintes de la syphilis héréditaire
sont *tenaces* et *caractéristiques*. Elles gardent souvént leur
physionomie originelle, non seulement durant la vie de
l'individu, mais après sa mort, *pendant de longs siècles*.

Selon Parrot, ces empreintes affectent les deux den-
titions et suivent le développement physiologique
d'une façon régulière. C'est une atrophie, dont il distingue cinq variétés. La première, origine des autres,
consiste en petites dépressions arrondies autour de la
couronne; il l'appelle *cupuliforme*. — La seconde, qui
dérive de la première, est représentée par un sillon

résultant du rapprochement des cupules : elle prend le nom de *sulciforme*. — La troisième, *atrophie cuspidienne*, siège de préférence sur les canines et les prémolaires : la couronne semble divisée en deux parties inégales. La partie libre semble enchâssée, à la manière d'une pointe, dans celle qui est près de la gencive et paraît saine. L'atrophie *en hâche* ne porte que sur les quatre incisives supérieures pendant la première dentition : c'est une carie consécutive. Dans la forme décrite par Hutchinson, il existe sur le bord tranchant des incisives une encoche de profondeur variable, triangulaire ou en croissant.

Telle est la rapide esquisse des altérations que la syphilis héréditaire fait subir aux os et aux dents. « *Aucune autre maladie*, dit Parrot, *ne peut les produire*, si bien que leur existence permet d'affirmer que le sujet dont on a sous les yeux les restes atteints de la sorte était un syphilitique. »

L'auteur parle ensuite des deux crânes de l'Institut anthropologique donnés par M. Destruges et qui viennent de Guyaquil (Équateur). Ce sont des crânes d'enfants dont on a dû lire plus haut la description donnée par Parrot au Congrès du Havre en 1877, ainsi que celle du suivant, dont nous allons rappeler en peu de mots les lésions principales, tout en ajoutant de nouveaux détails. Ce troisième crâne est au Muséum (n° 9 de la collection Champeaux); il a été trouvé près de Lima, dans les hypogées de Chancai. Celui-là est un crâne d'adulte, natiforme à un haut degré, portant *quatre ostéophytes* péribregmatiques. Sur quelques points malades, sa paroi a 38 millimètres d'épaisseur, et il pèse 1340 grammes au lieu de 800, poids moyen des crânes de même provenance, non altérés. Les

objets trouvés avec les ossements (vases, bijoux,
étoffes) ne révèlent en rien l'occupation espagnole. La
syphilis existait donc au Pérou et à l'Équateur avant
l'arrivée des Espagnols, fait que personne ne met
en doute. Pour démontrer son existence en Europe
avant le retour de Christophe Colomb, Parrot s'appuie
également sur des pièces anatomiques.

Il décrit d'abord la mâchoire inférieure du jeune
Franc de l'époque mérovingienne trouvée dans le
cimetière de Brény, et dont nous avons déjà signalé
la découverte. Sur les 14 dents que porte cette
mâchoire, 8 sont atteintes : les 4 incisives, les
2 canines et les 2 prémolaires; les autres sont intactes,
ainsi qu'on l'observe toujours, puisque leur évolution
n'a lieu qu'après la période d'activité de la syphilis
héréditaire. C'est l'*atrophie sulciforme* qui domine : on
voit deux sillons parallèles très nets. La *syphilis* héréditaire *seule* peut produire ces lésions. Donc elle existait en France à une époque indéterminée, « mais
certainement *antérieure au* VIIe *siècle* ».

Ces temps sont encore du domaine de l'histoire.
Voyons les temps préhistoriques. Parrot s'appuie sur
des fragments de crânes d'enfants et quelques dents
trouvés par le Dr Prunières de Marvejols, dans des
dolmens et des cavernes de la Lozère.

L'un de ces débris vient du dolmen de Cauquenos.
C'est une portion de la moitié droite de l'occipital. Sa
hauteur est de 47 millimètres et sa largeur de 36. On y voit
deux perforations identiques à celles que produit le cranio-
tabes syphilitique, de 3 millimètres de diamètre, et correspondant aux fosses occipitales. Autour d'elles, la table
interne est un peu poreuse, comme il est habituel de la
trouver chez les rachitiques.

Une seconde pièce, beaucoup plus significative, est le reste de la moitié postérieure d'un pariétal d'enfant; elle provient d'une fouille pratiquée dans le dolmen de Boujassac. Sur l'un de ses bords, on voit de nombreuses dentelures correspondant à la sagittale. Elle a 74 millimètres de haut sur 53 de large. Sa face interne est parfaitement lisse. Extérieurement on voit une couche pathologique, à contours irréguliers, de 3 à 5 centimètres de diamètre et de 2 à 3 millimètres d'épaisseur. Il y a des orifices très nombreux et des canalicules légèrement obliques par rapport à la surface de l'os. Toutes ces particularités ne peuvent laisser aucun doute sur l'origine *syphilitique* de cet ostéophyte.

Un autre fragment, plus curieux que les précédents, à cause de la netteté de ses caractères, est encore celui d'un pariétal d'enfant, trouvé, comme ceux dont je viens de parler, dans un dolmen de la Lozère. Haut de 55 millimètres et large de 44, de forme irrégulièrement triangulaire, sa face interne est normale; sur presque toute l'étendue de la table externe existe une couche morbide dure, poreuse, identique aux ostéophytes, que l'on rencontre généralement sur les crânes des enfants atteints de syphilis héréditaire. Dans les points où il est conservé, son bord est arrondi et tranche nettement sur les parties saines. Son épaisseur varie de 2 à 3 millimètres. Les petits orifices qui couvrent sa surface sont assez régulièrement distribués. Il est formé de trabécules perpendiculaires ou légèrement obliques à la surface du pariétal. Cette lésion véritablement spécifique, lorsqu'on l'a étudiée attentivement, ne laisse pas plus de doute sur *sa nature syphilitique* que celle des crânes de Chancai et de Guyaquil.

En outre on a trouvé, dans les sépultures dont nous venons de parler, des dents atteintes de lésions syphilitiques. Parrot ajoute qu'il a trouvé l'*atrophie sulciforme* sur des dents que M. Magitot lui avait communiquées. Ce dernier, nous l'avons déjà dit, attribue ces lésions des dents aux convulsions de l'enfance : mais, fait remarquer Parrot, cette manière de voir

perd chaque jour « le crédit qu'elle devait au talent et
à la légitime autorité de son auteur ».

Ceux qui ont étudié l'anatomie pathologique com-
prendront toute l'importance de ces preuves apportées
« à l'appui de la très haute antiquité de la syphilis »,
comme dit Parrot. Il ne s'est pas produit, dans l'organisation humaine, depuis l'époque des dolmens, des
changements tels qu'on ne puisse considérer comme
identiques les lésions osseuses d'alors et celles d'aujourd'hui. Or ces mêmes lésions, sur nos squelettes
modernes, étant dues à la syphilis héréditaire seule,
nous sommes forcé d'en conclure que les débris
osseux, presque fossiles, que nous venons d'examiner,
appartenaient à des êtres humains dont les parents
étaient syphilitiques.

Combien ces preuves, s'écrie Parrot, l'emportent en certitude sur celles qu'on tire des documents écrits ! Aux
simples présomptions, aux discussions de textes, aux interprétations de termes, aux assertions, aux récits d'auteurs,
j'oppose le fait lui-même, le mal en action. C'est le flagrant
délit qui force la conviction avec son irrésistible puissance.
La syphilis existait donc en Europe aux époques qui ont
précédé l'histoire, et si, comme tout le fait supposer, elle
sévissait également dans les autres parties du monde, il est
permis de la considérer comme l'une des plus anciennes,
et peut-être même comme *la plus ancienne* des maladies
de l'homme.

Il se demande alors si elle n'a pas exercé une influence sur la genèse d'autres maladies. C'est peut-être
aller un peu loin : la syphilis est déjà bien assez complexe par elle-même et a des manifestations assez multiples pour qu'on se dispense de l'accuser d'être la
mère de tous les virus. Constatons ce fait qu'elle exis-

tait chez l'homme quaternaire, mais n'en faisons pas pour ça le réservoir de tous les microbes.

Reprochons encore à Parrot, pour finir, une théorie fausse : il n'est pas de grand homme qui ne puisse commettre d'erreur. D'après lui, toutes les déformations osseuses que nous connaissons comme rachitiques, ont pour origine la syphilis héréditaire ; et, chose plus grave, il va jusqu'à écrire que le rachitisme, chez les enfants, est uniquement dû à la syphilis de leurs parents. Or nous voyons tous les jours l'alimentation intempestive amener le rachitisme : bien peu d'enfants en bas âge résistent à cette nourriture dite fortifiante qui consiste en bouillons, soupes, œufs, viande, etc. ; ceux qui ne meurent pas de gastro-entérite deviennent rachitiques, tous, ou peu s'en faut. Je n'hésite pas à déclarer que le bouillon tue à lui seul dix fois plus de nouveau-nés que la syphilis, dont la réputation meurtrière a été bien surfaite. Nous ne pouvons nous étendre davantage, n'ayant pas à décrire ici le rachitisme. Quoi qu'il en soit, à part cette façon de voir inexacte du professeur, les leçons de Parrot sur les ossements de l'homme quaternaire n'en sont pas moins conformes à l'observation scientifique ; et ses conclusions, relativement à la syphilis préhistorique, ont reçu l'appui de noms tels que ceux de Broca, Ollier, Rollet lui-même, Virchow et autres, dont l'autorité et la compétence sont universellement reconnues.

Que d'ostéologie ! doit se dire le pauvre lecteur étranger à l'art médical et, par conséquent, peu familiarisé avec ces investigations macabres. Aussi, quittons définitivement les musées, ces catacombes de la science, et explorons maintenant la littérature séculaire.

V

TCHOANG

LA SYPHILIS CHEZ LES CHINOIS IL Y A 5000 ANS

> « Pour expulser du sang le virus
> « syphilitique, ils (*les Chinois*) se ser-
> « vaient du mercure bien des siècles
> « avant la découverte de l'Amérique. »
> (L. SOUBEIRAN.)

En 1863, le capitaine Dabry, consul à Hang-Keou, publiait un ouvrage très complet sur la Chine au point de vue médical[1]. Ce lettré, qui connaissait à fond la langue chinoise, eut, fort heureusement pour la science, l'idée[2] de traduire les manuscrits séculaires qui ont échappé à l'holocauste commandé par l'empereur *Tsin-che-houang*. Or ces manuscrits, Soubeiran va nous dire pourquoi tout à l'heure, ne traitent que de méde-cine, et ils sont curieux à plus d'un titre. On ne man-

1. P. Dabry, *la Médecine chez les Chinois*. Paris, 1863.
2. Il dépassa ainsi l'attente de M. Rollet, qui l'avait prié simplement de répondre à quelques questions écrites sur les maladies vénériennes des anciens Chinois : Dabry revint avec un gros volume, document précieux pour la science rétrospec-tive.

quera pas de nous objecter que le contrôle n'est pas facile, et que rien ne prouve que les manuscrits ne soient pas de fabrication récente. Nous nous bornerons à répondre que, n'étant pas médecin, le capitaine Dabry n'avait aucun intérêt à soutenir l'antiquité des maladies considérées chez nous comme modernes; que les Chinois, ignorant la vieille querelle qui sépare le monde médical d'Europe depuis trois siècles au sujet de la syphilis, ne se seraient pas amusés à fabriquer des montagnes de manuscrits pour favoriser une opinion au détriment de l'autre; que peu de gens, parmi les Européens, sont, même maintenant, capables d'en faire d'apocryphes, et en situation, surtout, de les placer dans les Archives ou bâtiment analogue de Pékin; enfin que Dabry, loin de défendre une thèse, a traduit tout simplement une collection de manuscrits, et que ceux-ci avaient le caractère de vétusté nécessaire pour n'être pas considérés comme récents. D'ailleurs chacun de ces manuscrits a son histoire, et ils sont très certainement placés en lieu sûr. Nous ne sommes même pas éloigné de croire que, sans sa qualité de consul, Dabry eût pu difficilement les avoir entre les mains. A ceux qui seraient susceptibles d'émettre un doute sur la bonne foi littéraire du traducteur, nous croyons qu'il suffira de rappeler que Dabry était soldat et représentait la France.

Ici ouvrons une parenthèse. Le paragraphe qu'on vient de lire était déjà écrit depuis plusieurs mois lorsque nous eûmes l'occasion de parcourir un ouvrage du xviiie siècle où l'on disait, sans autres détails, qu'Astruc avait eu connaissance des manuscrits chinois traitant de la syphilis. Il ne faudrait pas être surpris outre mesure par ce fait qui peut paraître

étrange au premier abord : en effet, Astruc, qui aurait
nié même l'évidence pour soutenir envers et contre
tout que la syphilis n'avait paru en Europe qu'en 1494,
admettait bien qu'elle eût pu exister depuis un temps
immémorial dans les autres parties du monde. La
meilleure preuve en est dans un passage de Jourdan
de Pellerin [1] que nous rapporterons en entier. Ce
document est d'autant plus précieux que les renseignements émanent d'Astruc lui-même et viennent confirmer l'authenticité des manuscrits dont nous devons
nous occuper dans ce chapitre. Voici le passage en
question :

Nous devons aux soins infatigables, heureux et utiles de
M. Astruc, une relation de la Chine qui nous apprend :

1° Que, dans cet Empire, les maladies vénériennes y sont
répandues tout comme en Europe.

2° Que les Médecins Chinois croyent qu'elle y a été
répandue *de tous tems*.

3° Que les livres de médecine y passant pour les plus anciens, loin de faire mention du commencement de la maladie, n'en parlent que comme d'une *maladie très ancienne*.

4° Enfin que les remèdes à ces maladies sont particulièrement le *mercure....*

Ceci se passe de commentaires. La falsification des
manuscrits, déjà bien difficile en 1864, eût été impossible en 1740. Nous verrons plus tard qu'Astruc ne
s'en est pas tenu là, et a fourni lui-même, sans s'en
douter, tous les matériaux nécessaires pour être réfuté
sans réplique possible.

Un an après son apparition, l'ouvrage de Dabry
était cité par un médecin de Florence, le Dr Galligo,

---

1. *Traité sur les maladies vénériennes*. Paris, 1749.

qui a consacré à l'historique de la syphilis, dans son traité des maladies vénériennes, un chapitre fort intéressant [1]. Dix ans plus tard, M. Lancereaux, dans son excellent ouvrage, en donnait également quelques extraits [2]. A part ces auteurs et quelques autres qui l'ont analysé dans des articles de dictionnaires ou de journaux médicaux [3], je ne sache pas qu'on ait accordé au livre de Dabry toute l'attention qu'il mérite. Nous allons l'examiner un peu plus en détail, en laissant la parole à l'auteur le plus souvent possible.

Il résulte des recherches du capitaine dans les documents historiques de la Chine, que l'empereur le plus ancien dont le nom nous soit parvenu, est *Chin-nong*, qui vécut 3216 ans avant Jésus-Christ ; puis, comme noms marquants, nous trouvons *Hoang-ty*, mille ans après, environ ; et toute la dynastie des *Tcheou*, qui commença en 1222 avant notre ère.

A une époque qui correspond très exactement à l'an 2637 avant Jésus-Christ, l'empereur Hoang-ty, soucieux de la santé de son peuple, fit recueillir tous les écrits qui existaient alors sur la médecine, et consigner très soigneusement sur parchemin les traditions concernant la thérapeutique. Les Européens, à cette époque-là, étaient encore d'affreux sauvages dévorant leurs captifs, ainsi que le prouvent les recherches de Le Baron sur les maladies de l'homme préhistorique, et dont nous avons parlé. En effet, la plupart des débris

---

1. J. Galligo, *Trattato teorico-pratico sulle malattie veneree.* Firenze, 1864.

2. Lancereaux, *Traité historique et pratique de la syphilis.* Paris, 1873.

3. M. Verneuil, dans les *Archives de médecine* (1863), a donné un compte rendu de l'ouvrage au moment de son apparition.

trouvés dans les cavernes à ossements, ayant appar-
tenu soit à des hommes, soit à des animaux, portaient
les traces de l'action du feu. Parmi les os longs, les
uns étaient à demi calcinés, les autres, fendus par le
milieu avec un outil en silex, mais tous de la même
façon. L'auteur, d'accord en cela avec les plus célèbres anthropologistes (Broca, Parrot, etc.), en conclut
que ces incisions verticales avaient pour but de retirer
la moelle des os après la cuisson [1]. Les fils de Noé et
leurs descendants, c'est-à-dire nos ancêtres du terrain
diluvien, étaient donc d'horribles anthropophages !
Voilà qui est flatteur pour notre espèce ! Quant à moi,
je me borne à constater un fait, c'est que nous n'avons
plus rien à reprocher aux sauvages de l'Amérique, pas
même la syphilis.

Hoang-ty, armé de tous ces documents, ayant toutes
ses notes, comme on dirait de nos jours, écrivit ou fit
écrire le traité célèbre qui porte son nom, *Hoang-ty-
mie-king*, c'est-à-dire traité de médecine d'Hoang-ty.
« Cet ouvrage (*Nuei-king*), dit Soubeiran dans la préface du livre de Dabry, est certainement, au point de
vue historique de la médecine, le plus curieux qui
existe. Comme les livres de médecine furent exceptés
de l'édit de proscription de *Tsin-che-houang*, le *brûleur
de livres*, on ne peut douter que la Chine ne possède
les plus beaux secrets de l'antiquité. Quels enseignements ne peut-on pas espérer, surtout quand on songe
que quarante siècles d'expériences et d'observations ont
grossi ce trésor d'une infinité de découvertes transmises religieusement d'âge en âge. »

Un peu plus loin, faisant ressortir les connaissances

---

1. Le Baron, *loc. cit.*

des Chinois en thérapeutique à une époque plus proche du déluge que de notre ère, Soubeiran ajoute : « De temps immémorial, ils font entrer dans leurs remèdes le carbonate de soude, le sulfate de fer,... le soufre, avec lequel ils guérissaient la gale, connue depuis plus de quatre mille ans sous le nom de *tchong-kiai* (mots qui signifient *pustules formées par un ver*);... le *mercure* pour expulser du sang le virus syphilitique, et dont ils se servaient bien des siècles avant la découverte de l'Amérique... »

En supposant même que le manuscrit soit récent, le mot *tchong-kiai* ne l'est pas : dès le moment où les Chinois ont connu la gale, ils en ont tout de suite trouvé l'*acarus*, comme l'indique le nom chinois, et ils ont compris que le soufre, en tuant l'aranéide, guérirait l'affection cutanée qui en est la conséquence. Que de gales, en Europe, que de syphilis, que d'eczémas, que d'affections cutanées, en somme, désignées au moyen âge à l'horreur publique sous le nom bien commode de *lèpre* ! que d'individus enfermés ou chassés, à qui il eût suffi d'une pommade au soufre ou d'un peu de mercure pour être guéris !

Le traité de médecine d'Hoang-ty est distribué à peu près à la manière des œuvres d'Hippocrate. Les connaissances générales s'y trouvent entassées un peu pêle-mêle ; puis se rencontrent plusieurs chapitres concernant les maladies particulières. Lorsqu'on arrive à celui qui traite des affections vénériennes, notamment, on demeure stupéfait. Le chiffre 2637 ajouté à celui de l'année 1889, donne 4526 : il y a donc quarante-cinq siècles que l'empereur Hoang-ty a fait rassembler en un volume précieux tous les documents qui existaient alors en Chine sur les maladies de son

temps. Les affections vénériennes y étaient mieux connues qu'à l'époque où écrivait Astruc (1742), ou même
qu'avant Ricord. Il ne faudrait pas s'attendre à trouver
un traité complet, les symptômes sont certainement
exposés d'une façon succincte, mais on est forcé de
constater que les Chinois, plus de vingt siècles avant
Jésus-Christ, connaissaient la dualité du chancre établie de nos jours par Ricord, et savaient que la blennorrhagie n'avait rien de commun avec la syphilis,
ce dont on n'était pas encore bien certain au commencement de ce siècle. On peut donc éprouver un
sentiment de stupeur bien légitime en constatant
l'étonnante précocité de ce peuple qui, toutefois,
paraît dormir depuis longtemps. Rappelons-nous qu'ils
avaient inventé la poudre à canon alors que l'Europe
en était encore aux balistes et aux arbalètes. Aussi
est-il présumable que la syphilis, qui fut décrite par
les Chinois avec son traitement par le mercure, il y a
4526 ans, était déjà connue depuis longtemps avant
l'apparition de l'*Hoang-ty-mie-king*, lequel n'est qu'un
recueil de traditions déjà séculaires sur l'art de guérir.
Tout porte à croire que les *Fils du Ciel* observaient
et soignaient leurs syphilides depuis et peut-être avant
le déluge.

Sans vouloir anticiper sur notre prochaine publication, nous pouvons dire qu'un phénomène à peu près
semblable s'est produit au xve siècle. Les remèdes
concernant la syphilis existaient à l'état de tradition,
mais dans un certain public seulement, et les médecins
de l'époque n'ont pas procédé autrement qu'Hoang-ty :
ils n'ont fait, en somme, que reproduire par écrit les
recettes des empiriques transmises de bouche en
bouche pendant des siècles. Comme le dit positive-

ment un contemporain de l'épidémie, Gaspard Torella[1], et, trente ans plus tard, Jacques de Béthencourt[2], les médecins, qui ne pénétraient jamais dans les quartiers des prostituées, ne les soignaient pas et ignoraient les maladies endémiques à la Cour des Miracles et autres lieux analogues. Les remèdes étaient entre les mains des charlatans et même des courtisanes. « Vénus malade a dû être soignée par Vénus bien portante », dit M. Netter, dans un article humoristique[3]. Les médecins, ne comprenant rien à cette épidémie si complexe, refusèrent tout d'abord de soigner les malades ; ceux-ci s'adressèrent alors à des guérisseurs de toutes sortes, gens de la pire espèce, vagabonds, bateleurs, entremetteuses et prostituées (Torella). Et ce qui prouve bien que les maladies vénériennes, avec leur traitement, étaient connues dans les lieux de débauche, c'est qu'un nommé John Bale parlant, dans un manuscrit du XVIe siècle, d'un certain Hugh Weston, docteur ecclésiastique et doyen de Windsor en 1556, dit que ce débauché était « plus expert dans l'art de soigner l'*arsure* (*burning*) que toutes les prostituées (*whores*) des lupanars (*stews*). »

Or ces guérisseurs de l'un ou de l'autre sexe avaient des succès merveilleux, notamment avec leurs frictions mercurielles qui étaient leur remède favori (Béthencourt). Ceci n'a rien de bien surprenant, car le vif-argent qui jouait un très grand rôle dans l'alchi-

1. *Tractatus cum consiliis contra pudendagram....* Romæ, 1497. (*Traité avec conseils pour la maladie des parties honteuses.* Rome.)

2. *Nouveau Carême de pénitence et purgatoire du mal véné-rien.* Rome, 1527.

3. *Gaz. des hôpit.* (1872).

mie, au moyen âge, a dû être essayé de fort bonne heure par les truands et les ribaudes. Quoi qu'il en soit, telle fut la source où puisèrent les premiers médecins qui voulurent instituer des règles thérapeutiques contre un mal qui n'était nouveau que pour eux. Il a fallu l'expédition de Naples et les mouvements de troupes qui en furent la conséquence, pour que la syphilis sortît du domaine de la prostitution où elle était en quelque sorte cantonnée, et se répandît dans toutes les classes de la société européenne.

M. Netter, dans son intéressante étude dont nous avons parlé, s'étonne avec raison qu'une maladie datant seulement de trente ans, à l'époque où écrivait Béthencourt, ait pu être décrite d'emblée avec tous ses symptômes, même les plus exceptionnels, et surtout qu'on ait tout de suite trouvé le remède spécifique. « On n'aurait rien oublié, s'écrie t-il, ni la contagion initiale, ni les éruptions cutanées, ni les douleurs nocturnes, ni les exostoses, ni les caries, ni les cirrhoses du foie, ni même la consomption terminale, si rare ! » Il en conclut que Béthencourt et consorts n'ont fait que s'approprier les connaissances médicales du quart de monde de l'époque. C'est là le secret de bien des découvertes ; mais tout le monde n'a pas la probité scientifique de ce grand médecin qui avoue sincèrement que ce fut uniquement pour vérifier une tradition populaire qu'il s'occupa de vaccine. « Sarah Portock, dit-il entre autres choses, était convaincue d'être à l'abri de la petite vérole, parce que *vingt ans auparavant*, elle avait été infectée par le *cowpox*. » Le médecin anglais voulut en avoir le cœur net. Comme c'était un chercheur, il substitua au hasard sa lancette trempée dans le liquide des pustules de la génisse : même résultat, même immunité ; la vaccine était trouvée. Ainsi une des plus grandes conquêtes de l'art médical aux temps modernes est due aux bavardages d'une gardeuse de vaches ! Il est vrai que, de ceux qui l'entendirent, un seul comprit : cet homme s'appelait Edward Jenner. N'est-ce pas ici le cas ou jamais de répéter : *nihil sub sole novum !*

La vaccination contre la syphilis a été également essayée : les succès de Jenner devaient amener ces tentatives, mais il ne leur manquait que le vaccin ; nous reviendrons sur ce sujet en temps et en heure. Jusqu'à présent, c'est sur l'homme lui-même qu'on a cherché ce vaccin, mais inutilement : qui sait si on ne le trouvera pas un jour sur un de nos animaux domestiques? C'est peut-être à Maisons-Alfort qu'est la clef du mystère... Nous voilà un peu loin de nos manuscrits chinois ; hâtons-nous d'y revenir.

Hoang-ty décrit d'abord la blennorrhagie (*pe-tcho*) comme on le ferait en 1889. Il distingue le simple *échauffement*, dont la durée est relativement courte, de l'écoulement *virulent* dont il donne les symptômes. Puis il arrive aux chancres. Un premier paragraphe est consacré au chancre mou, le chancre rongeur, celui qui « se développe du *troisième au neuvième jour* » et peut occasionner de grandes pertes de substance. L'auteur parle ensuite du bubon consécutif et des végétations qui se peuvent produire aux organes de la génération.

Dans le paragraphe suivant, nous trouvons la description d'une tout autre espèce de chancre. Ce second chancre est produit par un virus d'une nature particulière (*kan-tou*), et est communicable par le contact. « Il peut arriver, dit le texte chinois, qu'une femme rencontre un individu dont le sang vicié développe le virus dont nous venons de parler. Ce virus causera un *ulcère, et se répandra ensuite dans toute la masse du sang.* » On trouve un passage analogue, mais plus long et plus embrouillé, dans l'*Ayurveda*, traité de médecine hindou (voir ch. IX) écrit par un prince royal. Hoang-ty revient sur le chancre rongeur, *douloureux*, à *bords dentelés* et montre la différence qui existe entre celui-ci et la seconde espèce. « Celui-là, ajoute-t-il, s'accompagne alors très souvent de tumeurs (*hiue-san-chan-ou-pien-jong*). » Ces tumeurs pouvaient être soit des engorgements ganglionnaires, soit des syphilides papulo-hypertrophiques, mais le texte ne désigne pas leur emplacement. Comme traitement, on conseille les *frictions mercurielles* à l'aide d'un mélange d'huile, de poudre composée et de mercure (*choui-yn*).

Voilà pour l'accident primitif; voyons maintenant la période secondaire : nous laissons toujours la parole au monarque chinois.

Il arrive quelquefois que, plusieurs mois après la guérison d'un accident vénérien, l'individu ressent subitement de la *céphalalgie* avec *fièvre, douleurs dans les os* et vertiges; peu de temps après apparaissent sur le front de petites taches *rouge cuivré* (*tan-hong*) qui augmentent peu à peu. Le visage devient enflé, et principalement le nez; la parole est difficile ; douleur et prurit à la gorge.... Ces taches se transforment en petits boutons violacés gros comme des pois, donnent issue à un liquide épais et d'une odeur fétide, le corps ne tarde pas à devenir couvert de taches et de boutons de même nature; des mucosités coulent du nez; l'haleine est insupportable. Les boutons, une fois excoriés, augmentent de surface.... Quelquefois les douleurs ne se font sentir que *la nuit*....

Voici maintenant tout un paragraphe consacré aux affections syphilitiques de la bouche et de la gorge.

§ 6. *Keou-yay-tou* (venin à la bouche et à la gorge). — Il arrive quelquefois, comme accident consécutif d'un chancre, après un temps plus ou moins long, qu'une ulcération se forme sur une des deux glandes qui se trouvent à l'entrée de la gorge [1], ou bien sur la membrane qui tapisse le palais près de la gorge, ou enfin dans la gorge à une certaine profondeur. Cette ulcération est *blanche*; les bords sont droits et d'un rouge cuivreux (*tan-hong*); les parties environnantes sont violacées, semblables à de la peau corrompue (*py-lan*).... L'haleine est brûlante et fétide ; la partie ulcérée saigne dès que le malade se met en colère.

C'est ce qui arrive encore de nos jours quand les enfants qui ont des plaques muqueuses des lèvres avec rhagades des commissures, se mettent à pleurer : il se produit une déchirure avec un léger écoulement sanguin. Hoang-ty ajoute que l'ulcère apparaît le plus souvent vers la base de la langue, que quelquefois aussi cet organe se couvre subitement de *plaques blanches*, et que de petites *pustules grises*, qui s'excorient, se montrent tout à coup sur les *bords* et sur la *pointe*.

Il arrive quelquefois, dit-il encore, qu'à la suite d'un chancre imparfaitement guéri, il se forme autour de l'anus (*kong-men*) des taches rouges ou blanches, extrêmement petites, et souvent douloureuses et prurigineuses.... Quelquefois la marge de l'anus est excoriée; d'autres fois le corps est couvert de petites pustules rouges disparaissant sous la pression.

Le § 7 est peu important pour notre cause ; dans le suivant se trouve la description des plaques syphiliti-

---

1. Il s'agit évidemment ici des amygdales.

ques papulo-hypertrophiques ulcéreuses de la marge
de l'anus. L'auteur y parle, en passant, de la syphilide
pigmentaire du cou.

§ 8. *Che-kong-tou* (poison humide autour de l'anus). —
De petites taches, grosses comme un grain de sorgho,
d'un roux cuivré, apparaissent en nombre variable au
périnée, sur le scrotum, sur les fesses et à la partie supérieure et interne des cuisses. Peu à peu elles deviennent
larges, humides, exhalent une odeur de sueur fétide, et
produisent un prurit léger....

Il arrive quelquefois que, trente ou quarante jours après
un accident provenant d'un coït impur, des plaques, de très
petites taches, ou blanches ou d'un rouge cuivré, entourées
d'une auréole rouge (*tche-pe-ycou-fong*), apparaissent sur
plusieurs parties du corps....

Il apparaît quelquefois subitement, à la suite d'un accident vénérien, des plaques de *taches blanches* répandues
sous le cou. Peu de temps après, tout le corps est couvert
de taches violacées, rouges ou jaunes.

L'auteur parle aussi du *tan-tou* (venin rouge) et du
tien-ho-tchoang (ulcère, feu du ciel). « Cette affection,
dit-il, est quelquefois *transmissible aux enfants* nouveau-nés. » Il décrit ensuite le coryza syphilitique
sous le nom de chancre au nez (*py-ting*). Dans le cas
appelé *py-ynen*, ce sont les mêmes symptômes, mais
l'os tombe (carie et nécrose). Enfin c'est l'*yang-mey-
tchoang* (ulcère en forme de framboise), qu'on peut
rapprocher du *frambœsia* moderne, dont nous reparle-
lerons. Il donne, pour terminer, une description très
exacte des syphilides papulo-hypertrophiques ulcérées,
avec leur écoulement ichoreux et fétide.

Nous pourrions faire encore bien d'autres citations;
mais elles ne prouveraient pas davantage et nous
amèneraient à des redites. On reprochera certaine-

ment au traité d'Hoang-ty d'être un peu diffus et de s'écarter de l'ordre didactique. Qu'importe? Le gros enseignement qui se dégage de ces textes contemporains des arrière-neveux de Noé, c'est que la syphilis était une maladie courante chez les Chinois à cette époque, et mieux connue dans sa nature que chez les Européens au commencement du XIXe siècle.

VI

KASA

LA SYPHILIS AU JAPON SIGNALÉE DÈS LE COMMEN-CEMENT DU IXᵉ SIÈCLE [1]

> « Le mot *kasa,* en japonais ancien
> « comme en japonais moderne, sert à
> « désigner les affections contagieuses
> « qui surviennent après les relations
> « sexuelles et qu'on connaît très bien
> « aujourd'hui au Japon. »
>
> (DUPOUY.)

Après avoir compulsé nombre de publications con-cernant la médecine au Japon (Ardoin [2], Elrige [3], etc.),

1. Bien que les renseignements que nous avons pu nous pro-curer sur le Japon ne datent que du IXᵉ siècle de notre ère, période qui coïncide avec celle que les historiens ont appelée le moyen âge pour l'Europe et l'Afrique, nous avons cru devoir placer cette étude après celle que nous venons de faire sur la Chine. D'ailleurs ces deux peuples ont la même origine : on sait que les îles qui constituent l'Empire actuel du Japon ont été occupées par une colonie asiatique vraisemblablement venue de Chine, vers une époque qu'il est difficile de préciser et certainement postérieure à la dynastie des Tcheou (1222 av. J.-C.). En effet, la première date historique du Japon, d'après les recherches du Dʳ Michéa, serait l'an 660 avant l'ère chré-tienne.

2. *Aperçu sur l'histoire de la médecine au Japon.* Paris, 1884.

3. *Syphilis in Japon (New York Medic. Journ.,* 1882).

nous commencions à désespérer de trouver le moindre document relatif à l'antiquité de la syphilis dans ce pays, lorsque, en parcourant les *Archives d'anatomie pathologique* du professeur Virchow, nous sommes tombés sur un article [1] du Dr Scheube qui nous a fait pousser un soupir de soulagement. Quelques jours après, en jetant un coup d'œil sur le travail récent du Dr Dupouy [2], nous y trouvions, reproduits en français, les principaux passages de l'article de Scheube. M. G. Tissot, pharmacien de 1re classe, a bien voulu nous prêter son concours pour achever cette traduction ; de sorte que nous sommes en mesure de fournir au public des renseignements complets.

L'article du journal de médecine allemand est relatif à un manuscrit japonais qui remonte à l'an 808 de notre ère. Ce précieux document est intitulé : *Dai-do-rui-shiu-ho*, ce qui veut dire : *Recueil de formules rangées par classes, de la période Dai-do*. A cette époque, l'empereur *Heizei-Tenno*, voyant son pays de plus en plus envahi par les sciences chinoises, conçut, bien que trente-cinq siècles plus tard, le même projet que l'empereur de Chine Hoang-ty, c'est-à-dire qu'il résolut de rassembler en un seul livre tous les éléments concernant la médecine telle qu'elle était alors pratiquée au Japon. Il confia ce travail à ses deux médecins *A-be Ma-nao* et *Idzu-mo Hiro-sada*. Mais le manuscrit fut bientôt égaré ou volé, nous ne savons pas au juste : toujours est-il que, pendant plus de mille ans, personne n'en entendit parler. Toutefois, en 1827, un boutiquier de la province de Bungo (île de Kiushiu)

---

1. *Archiv für pathologisch. Anatom.* (Marz 1883, Capit. xxiv).
2. *La Prostitution dans l'antiquité*. Paris, 1887.

trouvait, dans une pagode de cette contrée, un manuscrit fort bien conservé : c'était le traité de médecine d'Heizei-Tenno, que le brave commerçant s'empressa de porter à qui de droit. Depuis cette époque, on le publia plusieurs fois à titre de monument curieux.

Cet ouvrage, qui est semblable aux écrits les plus anciens du Japon, est rédigé en vieux langage japonais, ce qui en rend la traduction fort difficile, car les Japonais eux-mêmes ont beaucoup de peine à en comprendre le sens. Il était donc presque inconnu du monde savant de l'Extrême-Orient lorsque le Dʳ Kayama, médecin à Kioto (Japon), qui avait fait ses études à Leipzig, étudia ce document avec soin, et établit le sens de beaucoup de passages obscurs. Dans le cours de ce travail, il constata que certains paragraphes qui n'avaient pas encore attiré l'attention du monde médical de sa patrie, traitaient manifestement des affections vénériennes, et notamment de la syphilis. Aussitôt, avec cet esprit de vulgarisation de la science qui ne peut plus étonner chez un peuple aux idées aussi larges et marchant aussi vite dans la voie du progrès, le Dʳ Kayama traduisit en allemand les principaux passages et les envoya au Dʳ Scheube, son ancien maître, avec une notice concernant le manuscrit. Comme interprétation, on peut s'en rapporter au professeur de Kioto, car ce médecin a eu recours, pour les endroits difficiles, à de savants Japonais, ses compatriotes.

L'ouvrage est divisé en cent chapitres; les treize premiers sont de longues listes de médicaments et d'indications de remèdes. Le reste du manuscrit est relatif aux maladies : les auteurs en reconnaissent cent vingt-deux; mais ce sont plutôt des groupes de symptômes énumérés sans ordre que des descriptions de maladies proprement dites. La confusion qui règne dans tous les paragraphes ne doit pas surprendre pour un ouvrage qui a près de onze siècles d'existence. C'est ainsi qu'on trouvera sous le même titre des symptômes appartenant à des affections très dissemblables. La constipation est donnée, par exemple, avec l'arthrite syphilitique et les douleurs ostéocopes, comme accident d'une deuxième phase dans une maladie qui attaque la verge. A part ces inexactitudes presque fatales, il ne faut pas une attention bien soutenue pour découvrir, au milieu de ces signes physiques décrits *grosso modo*, la marche de la syphilis nettement indiquée. Les trois périodes sont signalées dans leur ordre normal et avec leurs traits principaux. Au reste, le lecteur va pouvoir en juger.

Tous les paragraphes relatifs aux affections génitales portent la mention KASA (mot à mot : *éruption*), qui sert aussi bien à désigner le chancre du pénis que le bubon suppuré de l'aine ou l'angine syphilitique. Deux chapitres sont consacrés aux maladies vénériennes. Dans le chapitre XCIV, sous le titre *kata-shine-kasa* (éruption d'une des aines), se trouve une description très nette de l'adénite suppurée. Le paragraphe suivant concerne le *chancre* en général, et plus spécialement le chancre mou. Comme il n'y a pas de description spéciale pour le chancre induré, tout porte à croire que ce dernier, qui ne fait pas mal et ne creuse pas, était considéré comme une variété atténuée du type ordinaire.

§ 2. *Mara-kasa-yami* (maladie éruptive du pénis). — Au début, gonflement gros comme un grain de millet, avec douleur. Après quelques jours, *ulcération* et écoulement de pus.

Voici venir, sous la rubrique *fuse-kasa*, l'œdème du prépuce qui accompagne si souvent le chancre infectant, et le phimosis passager qui en est la conséquence.

§ 3. — La peau du pénis, siège de l'éruption, contient de l'eau.... Le pénis est enflé et très augmenté de volume. Le gonflement s'étend à tout le pénis, et on ne peut voir le gland de l'extérieur. De la peau s'écoule du pus.

La description qui vient ensuite est celle du *chancre phagédénique* devenu serpigineux. Les auteurs font remarquer que cette affection débute comme le chancre simple.

§ 4. *Schiri-mara-kasa* (autre forme d'éruption du pénis). — Au début se montre l'éruption comme précédemment. Puis surviennent l'ulcération et les douleurs. Au bout de quelques jours, l'ulcération s'étend et le gland tombe. Puis l'ulcération gagne peu à peu en arrière, le pénis tombe tout entier, et les testicules sont également envahis par l'ulcération.

Voilà pour les symptômes vénériens locaux, parmi lesquels se dissimule l'accident primitif considéré sans doute comme bien peu de chose par les Japonais du IX⁰ siècle : d'ailleurs, avant Ricord, l'Europe ne soupçonnait pas non plus la dualité du chancre. Maintenant nous allons voir la deuxième période, c'est-à-dire et la maladie se généralisant; les douleurs ostéocopes des accidents tertiaires de la face sont également signalés.

§ 5. *Hashiri-kasa* (éruption courante). — Le *poison* [1] du pénis s'élève et l'éruption devient envahissante. Chaleur

---

1. Aujourd'hui nous disons : *virus.*

et froid s'établissent et les *os* des extrémités deviennent *douloureux*. Après quelques mois, se montre sur le dos et le visage une petite *éruption* sans douleurs ni démangeaisons... Plus tard encore, la face est atteinte de *carie*, répand une odeur fétide et laisse écouler du pus.

Le chapitre xcv, ou tout au moins l'extrait qu'en a publié le Dr Kayama, est surtout consacré aux accidents tertiaires de la syphilis. Quel désordre! que de tâtonnements! que de redites! Mais soyons indulgent pour les auteurs, car nous verrons bientôt qu'après l'an 1000, nos *mires* [1] décrivaient encore toutes les affections vénériennes, même la blennorrhagie, sous le nom de *lèpre*!

Ce second chapitre débute par des accidents de la deuxième période : fièvre, ostéite et arthrite syphilitiques; on parle encore des douleurs ostéocopes. Les auteurs ne manquent pas de signaler la relation qui existe entre ces phénomènes et l'ulcération de la verge cicatrisée depuis longtemps.

§ 1. *Hone-no-hari-kasa* (éruption et gonflement des os). — *Après la guérison de l'éruption du pénis*, les *articulations* des membres deviennent *douloureuses*, de telle sorte qu'on ne peut plus ni les étendre ni les plier. Il existe en général de la *fièvre*. Alors le poison s'élève et il survient divers phénomènes fâcheux : les *os* sont *douloureux*.... Il existe de la constipation....

Le virus n'a pas achevé son œuvre : nous allons le voir attaquer la gorge sous forme d'*angine syphilitique* d'abord; plus tard, ce seront des ulcérations tertiaires

---

1. Médecins du moyen âge.

avec carie des os de la face et même du crâne. Ces accidents, dit le texte japonais, mettent des années à guérir, quand ils guérissent.

§ 2. *Nondo-fui-kusa* (éruption de la gorge). — Le reste du poison de l'éruption du pénis *s'étend aux régions supérieures* : la muqueuse de la gorge est tuméfiée et douloureuse. Au bout de quelques jours, suintement sanieux et pourriture générale qui, après de longues années, n'est pas encore guérie.... Le poison ronge la peau de la tête, les chairs et les os....

Suivent quelques détails assez vagues, mais où l'on retrouve toujours la période tertiaire.

Alors surviennent des maux d'oreilles ou des éruptions nasales, et le *nez tombe*; ou bien encore ce sont des *ophthalmies*.... Le poison attaque l'économie tout entière; les testicules sont couverts *d'éruptions et s'ulcèrent*.... Toute la surface du corps est atteinte.

Le § 3 n'a que son titre *ana-kasa*, c'est-à-dire *éruption de l'anus* (*Lochausschlag*, dit le journal allemand). Le mot japonais *ana* et le mot latin *anus* auraient-ils la même origine?

Le § 4, intitulé : *mimi-no-hi-kasa* (éruption des oreilles), est relatif à des troubles de l'audition consécutifs à des otorrhées.

Ici s'arrête la précieuse communication du Dʳ Kayama sur la syphilis au Japon en l'an 808. Ce savant praticien ajoute qu'il ne peut rien nous apprendre de particulier relativement au traitement, car bien des passages du manuscrit sont inintelligibles. Le texte désigne quelques plantes sans importance thérapeutique. Nous dirons pour terminer que dans le monde, à Yeddo, la maladie est désignée par les expressions *bai-doku* (virus à champignons) ou *so-doku* (virus à forme éruptive). Mais la populace a conservé le nom dix fois séculaire de KASA. De même, en France, les gens instruits emploient le mot *syphilis*, et le peuple dit encore la *maladie* ou la *vérole*, comme les médecins des XVIᵉ, XVIIᵉ et XVIIᵉ siècles.

VII

LA SYPHILIS CHEZ LES ANCIENS ÉGYPTIENS
A L'ÉPOQUE DES PHARAONS (XIVᵉ SIÈCLE AV. J.-C.)

> « Ne faut douter qu'un tel mal (*la*
> *« peste d'Egypte*) ne fust nostre verole
> « d'apresent. »
>
> (GUILLAUMET 1.)

Les renseignements que fournit l'Égypte au point de
vue qui nous occupe sont de bien médiocre importance : nous nous empressons de le reconnaître ; aussi
les donnons-nous plutôt à titre de curiosité archéolo-
gique. On comprend d'ailleurs combien il est difficile,
dans une langue figurée aussi ancienne que celle des
Égyptiens — et dont il ne reste que des inscriptions
gravées sur le granit, ou des lambeaux de phrases
tracées sur des papyrus — de trouver des descriptions
qu'on puisse rapporter à la syphilis. Toutefois, si l'on
ne perd pas de vue que l'Égypte fut longtemps, avec
la Syrie et la Chaldée ², le centre de toutes les débau-

---

1. *Traité de la cristalline.* Lyon, 1611.
2. Nous rappellerons que la Chaldée avait pour capitale
Babylone, dont la renommée n'est plus à faire.

ches, on ne voit pas pourquoi cette nation, avec son culte du Phallus, aurait été épargnée. Si les temples égyptiens possédaient l'ancêtre de notre *bœuf gras* (type disparu en 1870), le *bœuf Apis*, dont le rôle était purement décoratif, en revanche, ils recélaient le bouc *Mendès*, destiné à assouvir la plus monstrueuse lubricité. Les nymphomanes d'Égypte étaient, le croirait-on, enfermées dans les temples avec cet animal immonde, et se livraient à ses assauts (Villemont). De quelles orgies n'étaient-elles pas capables ces énervées que la plus stupéfiante aberration mentale amenait jusqu'à la bestialité! Et la syphilis aurait traversé une telle nation sans y prendre droit de cité? C'est bien peu admissible.

Les hiéroglyphes que nous voyons sur les monuments ont trait à des faits historiques; les récits trouvés sur les feuilles de papyrus conservées soit en France, soit en Allemagne, à Turin, à Londres ou à Athènes, sont relatifs à des vols domestiques, à la fuite d'un esclave, etc.; ou bien ce sont des préceptes, des maximes, les *Maximes d'Ani*, par exemple. Sur d'autres, se trouvent des détails relatifs à la police intérieure du royaume à l'époque pharaonique, ou aux lois du temps. Jusqu'à présent, on n'a trouvé que deux papyrus ayant rapport à la médecine : l'un, le *Papyrus médical*, fait partie de la collection du Musée de Berlin; M. Chabas, un de nos savants égyptologues, en a donné une analyse détaillée en 1867 [1]. L'autre, connu sous le nom de *Papyrus Ebers* [2], a été acheté à un Copte de Louqsor par le professeur Ebers, qui l'a

---

1. *Mélanges égyptologiques*, t. I. Chalon-sur-Saône, 1867.
2. Ebers, *Papyros*. Leipsig, 1875.

publié en 1875. M. Chabas en a résumé la substance
dans une notice qui parut l'année suivante dans son
journal *l'Egyptologie* [1].

Le *Papyrus médical* de Berlin a été commencé par
le roi *Thoth*, ainsi que le texte l'indique; et, après la
mort de ce dernier, fut continué par le roi *Snat*. Ce
n'est pas même une nomenclature de formules, c'est un
recueil de remèdes(?) pour différentes affections assez
vaguement désignées, d'ailleurs. Tout ce qu'on peut
en conclure, c'est que les ophthalmies étaient fréquentes chez les Égyptiens, car la majeure partie de
ces recettes plus ou moins scientifiques concerne des
affections de l'œil non spécifiées. Les clystères étaient
fort en honneur, ce qui fait voir que les persécuteurs
de M. de Pourceaugnac n'ont pas eu le mérite de l'in-
vention. Enfin la partie la plus curieuse de ce petit
recueil est, sans contredit, celle qui traite des moyens
de reconnaître si une femme est susceptible de devenir
enceinte, et même de désigner à l'avance quel sera
le sexe de l'enfant. Le procédé est original, mais il
n'est pas propre : puisse son grand âge l'innocenter
(4000 ans)! Le royal auteur du traité de thérapeu-
tique(!) conseille donc de placer dans les *voies naturelles* [2] de la femme deux petits sacs contenant l'un du
blé, l'autre de l'orge, et préalablement trempés dans...
l'urine de la *candidate à la maternité*. Si c'est le blé
qui germe, elle accouchera d'un enfant mâle; si c'est
l'orge, elle mettra au monde une fille : si la germina-
tion n'a pas lieu, la femme restera stérile [3]. Après

1. F. Chabas, *l'Égyptologie*, t. I. Chalon-sur-Saône, 1876.
2. Chabas a remplacé ce mot par des points.
3. Nous avons retrouvé la même idée exprimée dans un vieil
ouvrage anglais datant de trois siècles.

quelques procédés de cette force-là, le livre se termine par une longue suite d'ingrédients constitutifs des lavements. On voit qu'il serait difficile d'y trouver une allusion à la syphilis, pas plus qu'à la fièvre typhoïde, dont personne, que je sache, ne conteste l'antiquité.

Il n'en est pas de même du *Papyrus Ebers*, qui entre dans de plus grands détails et aborde la médecine proprement dite. Il paraît remonter au règne de Rhamsès II Meïamoun, autrement dit Sésostris : il aurait, dans ce cas, trois mille trois cents ans. La rédaction de ce papyrus n'en est pas moins assez embrouillée, et il ne serait pas facile d'extraire un diagnostic quelconque de tout ce fatras de symptômes accumulés sans ordre et sans méthode. Néanmoins, si nous en croyons l'interprétation de Chabas, certaines descriptions paraîtraient concerner la syphilis constitutionnelle ; les anciens Égyptiens sembleraient avoir remarqué la relation qui existe entre certains accidents qu'on peut rapporter, les uns à la période secondaire, les autres à la période tertiaire. Ce papyrus comprend une suite de groupes hiéroglyphiques dont quelques-uns méritent d'être mentionnés.

« Il y a, dit Chabas, un groupe qui désigne un *mal* ayant son siège au *ventre*, dans les *membres*, aux *articulations*, aux *yeux* et aux *dents* (*gencives*), et qui est assez *fréquent* pour mériter une mention particulière dans la série des choses nuisibles. Le traitement est très varié, selon son siège (applications extérieures, fumigations, lavements, etc.). Le cas est d'ailleurs assez *grave* parfois pour nécessiter un moyen surnaturel consistant en une formule mystique qu'on répétait quatre fois en crachant sur les parties malades.

« Ce même mal a aussi quelquefois son siège dans la *bouche...*; il s'attaque aussi à l'*anus*. »

L'auteur signale, sous la rubrique *maladies des membres*, les *tophus* aux bras, le *mal à la jambe*. « Une fois, dit le traducteur, l'*inflammation de l'anus* est mise en rapport avec l'enflure (ou *tumeur ?*) des *jambes*. » On trouve aussi des recettes pour guérir le mal de la langue, les ulcères des gencives, etc., mais tout cela est trop vague pour que nous puissions nous y arrêter.

Plus loin nous lisons : « Des clystères faisaient disparaître les éruptions qui encroûtent les chairs. » Tout cela prouve que les affections de la peau à forme pustulo-crustacée étaient connues des Égyptiens, mais cela ne prouve que ça. Ensuite vient un remède pour les « boutons à suppuration fétide »; puis un assez grand nombre de topiques pour les *parties sexuelles*, notamment « pour les *boutons* dans le vagin; pour les douleurs aux lèvres; pour rafraîchir le *vagin enflammé*; pour les *gerçures* d'inflammation dans le vagin, etc. » Quels sont ces boutons du vagin, ou plutôt de la vulve? peut-être des végétations, mais pourquoi pas des syphilides papuleuses? Cette inflammation du vagin peut être de nature blennorrhagique; quant aux gerçures, on peut les attribuer à tout ce qu'on voudra, comme *érosion*.

Chabas termine sa notice par ces quelques réflexions: « Parmi les groupes qui désignent les maladies de la peau, il est difficile de préciser ceux qui s'appliquent spécialement aux dartres, à la gale, aux chancres, etc. L'étude des médicaments employés pourra frayer la voie. On distingue des recettes contre le prurigo, contre les enflures ou *tumeurs* dans tous les membres, *spécialement à la jambe*. »

Il est bien regrettable que Chabas ne nous ait pas désigné ces médicaments qui, selon lui, pourraient *frayer la voie* ; il est encore plus regrettable qu'il n'ait pas été médecin, car il aurait pu tirer du texte égyptien des déductions autorisées. Enfin, puisque nous en sommes aux regrets, nous regretterons par-dessus tout que notre compatriote Mariette-Bey n'ait pu transmettre, en mourant, sa science égyptologique aux enfants de Boulogne-sur-Mer : nous aurions pu interpréter nous même le fac-similé du *Papyrus Ebers*.

Toutefois la publication d'Ebers est accompagnée d'un glossaire égyptien-cophte-latin, où nous avons relevé ces quelques mots :

Axat, morbus vulvæ, c'est-à-dire *maladie de la vulve* : laquelle ?

Asit, morbus leprosus ? c'est-à-dire *maladie en forme de lèpre* : et l'auteur n'en est pas sûr !

Anut, plaga vel ulcus, c'est-à-dire *plaie ou ulcère* : de quelle nature ?

Bentet, c'est-à-dire *végétations de la femme* : sont-ce des condylomes proprement dits ou d'autres productions morbides ?

Sétet, c'est-à-dire *bubon* : il serait intéressant de savoir si c'est un bubon suppuré ou non.

Méhes, ulcus quoddam, c'est-à-dire *ulcère quelconque* : c'est peu comme renseignements.

Il est bien certain que nous ne pouvons pas induire de ces textes obscurs seuls que la syphilis existait chez les anciens Égyptiens ; mais si l'on songe qu'ils eurent longtemps chez eux les Hébreux, dont nous allons étudier l'histoire médicale, on n'en peut plus douter. Nous verrons aussi, dans le prochain chapitre, qu'un pharaon prit la syphilis de Sara, femme d'Abraham.

Si l'on admet que cette affection a sévi chez tous les

peuples et à toutes les époques, on ne pourra s'empêcher de voir comme nous, dans les passages que nous
venons de citer, des accidents secondaires, tertiaires
et peut-être même primitifs. Aussi conseillerons-nous
au lecteur de relire ce chapitre sur l'Égypte après avoir
pris connaissance de ceux qui concernent les nations
grecque et romaine. Ils verront que la syphilis, désignée par Martial, Horace, Juvénal, etc., sous les noms
divers de *fics* ou *marisques*, de *tumeurs syriennes*,
ulcères égyptiens, etc., a suivi la marche de l'envahissement des contrées occidentales par les peuples
orientaux. Elle a accompagné la débauche asiatique
en Égypte, en Grèce, à Rome et dans les Gaules.

VIII

LA SYPHILIS CHEZ LES HÉBREUX
AUX TEMPS BIBLIQUES

> « Cette maladie (*la syphilis*) a un ori-
> « gine de plus loing (*que le* xve *siècle*),
> « comme nous en aurons de bons tes-
> « moignages par les histoires sainctes
> « et prophanes. »
>
> (Guillaumet [1].)

> « Guéris-moi, Éternel, car mes os sont
> « frappés.... La nuit, je n'ai point de
> « repos.... Il n'y a rien de sain dans
> « ma chair... »
>
> (David, *Psaumes*.)

Pour la rédaction de ce chapitre, nous avons d'abord étudié la Bible avec soin, puis nous nous sommes inspiré des travaux de Rosenbaum, Astruc, Dufour, Villemont [2], etc., et surtout de l'excellent opuscule du Dr Hamonic, dont nous donnerons plusieurs extraits. Notre ami nous pardonnera de nous être borné à quelques citations de son travail, que nous aurions voulu

---

1. *Loc. cit.*
2. *Hist. des malad. vénér.* Paris, 1882.

reproduire *in extenso*; mais ce premier volume que
nous offrons au public est déjà bien long : aussi ren-
verrons-nous à la source le lecteur désireux de connaître à fond les maladies vénériennes à l'époque
biblique [1].

La Bible contient une foule d'allusions ayant trait
aux affections vénériennes et notamment à la syphilis.
La blennorrhagie, de l'avis des auteurs modernes, y
est parfaitement décrite : mais il faut dire que cette
vérité est reconnue de tous seulement depuis que l'on
sait que cette affection inflammatoire n'est pas un accident de la période primitive de la syphilis. Mais Astruc
croyait le contraire : aussi on pourra voir, dans notre
second volume, quel mal inutile s'est donné cet auteur
pour nier l'antiquité de la blennorrhagie, chose devenue
un axiome moderne. Or il en est de même de l'affection qui nous occupe. Nous répondrons toujours la
même chose, qu'il s'agisse de la Bible, des Védas ou
des œuvres de Celse et d'Hippocrate : elle n'y est pas
sous son nom moderne; cherchez-la dans ses symptômes, et vous l'y trouverez. Qu'est-ce que la Bible? Un
recueil d'histoires, de complaintes, de lois, de dogmes,
de conseils moraux et de sentences, le tout revêtu
d'une forme allégorique ou symbolique qui convenait
à la poésie religieuse de cette époque. Parmi les préceptes, brillent au premier plan les règles de propreté
minutieuse que Moïse, le grand hygiéniste, n'aurait pu
faire adopter, ainsi que bien d'autres choses, s'il n'avait
invoqué Jéhova à tout propos et surtout dans les circonstances difficiles. C'est donc au médecin dépourvu
de tout parti pris de chercher, dans ce long poème

1. P. Hamonic, *des Malad. vénér. chez les Hébreux*. Paris, 1887.

séculaire, les descriptions ou les allusions que l'on peut rapporter à l'une des trois périodes du mal spécifique.

Dans le cinquième livre des *Proverbes*, attribués à Salomon, on trouve quelques conseils qui indiquent que la fréquentation des hétaïres de l'époque pouvait laisser des traces pénibles, capables de durer des années et de compromettre gravement la santé générale. Salomon conseille de se méfier d'elles : ses leçons n'ont guère profité depuis sa mort. Nous allons donner la version latine du texte hébreu d'après l'édition de 1715 de la Bibliothèque nationale, pour que le lecteur puisse constater par lui-même que notre interprétation n'a rien de fantaisiste.

℣ 3. Favus enim distillans labia meretricis...	Car les lèvres de la prostituée distillent le miel...
℣ 4. Novissima autem illius amara quasi absynthum, et acuta quasi gladius biceps.	Mais les *conséquences* en sont *amères* comme l'absinthe, et *aiguës* comme le glaive à double tranchant.
℣ 5. Pedes ejus descendunt in mortem...	Ses pieds descendent dans la mort...
. . . .	. . . .
℣ 8. Ne appropinques foribus domûs ejus...	N'approche pas de la porte de sa maison...
℣ 9. Ne des alienis honorem tuum et annos tuos crudeli.	De peur que tu ne donnes ton honneur à des étrangers, et le *reste de ta vie* à quelque chose de *cruel*.
. . . .	. . . .
℣ 11. Et gemas in novissimis quando consumeris carnes tuos et corpus tuum...	Et que tu ne gémisses *plus tard* quand tes *chairs* et ton *corps* auront été *détruits* par ta faute.

Ce *quelque chose de cruel* qui peut amener la corruption, me paraît être une maladie ; et cette maladie

qui infecte tout l'organisme, comme conséquence de
la conversation avec une *marchande d'amour*, quelle
est-elle, si ce n'est pas la syphilis? Pour ma part,
j'avoue humblement n'en point connaître d'autre pouvant justifier la description de Salomon. Nos contradicteurs y verront certainement des regrets d'ordre
purement moral : accordons les *remords cuisants* de
plus d'un célibataire, et passons.

Dans l'*Ecclésiastique*, recueil de sentences et conseils
moraux attribué aussi à Salomon, et que certains
auteurs ont confondu avec l'*Ecclésiaste*, de Jésus Syrac,
on trouve également quelques versets que l'on peut
rapporter à la période tertiaire.

Chap. XIX, ỹ 3. Qui se jungit fornicariis, erit nequam : putredo et vermes hereditabunt illum, et extolletur in exemplum majus...	Celui qui a des rapports avec des prostituées deviendra impropre à quoi que ce soit : la gangrène et les vers s'empareront de lui, et il servira d'exemple terrifiant pour les autres...

Cette idée du débauché qui sera bientôt *pourri* (putredo), et qui verra les vers grouiller dans ses gommes
ulcérées, se retrouve encore dans un autre passage où
il est dit que le libertin ne peut récolter, pour prix de
ses caresses, que les vers et autres insectes parasites
(*vermes et tineas pro mercede reportare*). Il est vrai que,
dans ce temps-là, la méthode antiseptique était inconnue, et que le moindre ulcère, de quelque nature qu'il
fût, était pourvu d'une provision d'*asticots* à faire rêver
un pêcheur à la ligne. De nos jours, si ce n'est peut-
être dans un hôpital de la rive gauche où Lister est
maudit, on ne connaît plus les vers classiques des
plaies, dont la Bible est si prodigue.

7

Les versets suivants du *Lévitique* prouvent qu'il y avait des ulcères dont la cicatrice était blanche, et d'autres où elle conservait une coloration brunâtre, comme dans la syphilis, par exemple ; mais cela ne prouve pas autre chose. Remarquons toutefois que la Bible distingue les ulcères superficiels qui n'attaquent que la peau, et les ulcères profonds qui naissent dans l'épaisseur des muscles.

Chap. xiii, ℣ 18. Caro autem et cutis in quâ ulcus natum est et sanatum,	Si un ulcère a pris naissance à la peau ou *dans les chairs*, et qu'il soit guéri,
℣ 19. et in loco ulceris cicatrix alba apparuerit, sive subrusa...	et qu'il apparaisse, à la place où il siégeait, une cicatrice blanche ou *tirant sur le roux*...

Tout cela est très vague, il faut le reconnaître ; mais ces documents ne sont pas sans importance comme preuves complémentaires des arguments plus probants que Rome nous fournira bientôt.

Enfin, au chapitre xv, se trouve le fameux verset cité par tous les auteurs qui ont voulu défendre l'antiquité de la syphilis depuis le xvie siècle. Malheureusement il ne démontre qu'une chose, c'est que les Hébreux de Moïse, tout comme les chrétiens de Léon XIII, avaient des blennorrhagies fréquentes. Le mot hébreu *mizobo*, si nous en croyons le collaborateur anonyme d'Hamonic, veut dire littéralement *écoulement* et non *éjaculation*, phénomène désigné au verset 16 par le mot *chighboth*. Voici, d'après la *Vulgate* latine, ce verset 2 si connu et si mal interprété :

℣ 2. ... Vir qui patitur fluxum [seminis], immundus erit.	... L'homme qui souffre d'un écoulement [de semence], sera déclaré impur.

Nous avons mis entre crochets le mot *seminis*, qui est de trop, le traducteur s'étant fié à la version grecque des *Septante*, sans s'inquiéter du texte hébreu. L'expression ῥέον γόνον (perte de semence, pollution), donnée pour rendre le mot *mizobo*, est un contresens, puisque Moïse déclare impurs aussi les vêtements, sièges, linges, etc., qui servent à l'usage du malade, car c'en est un. Écoutons la suite :

<table>
<tr><td>

Ỵ 13. Si sanatus fuerit qui hujusmodi sustinet passionem, numerabit septem dies post emundationem.

</td><td>

Si celui qui est atteint de cette affection est guéri, il comptera *sept jours* après sa délivrance.

</td></tr>
<tr><td>

. . . .

Ỵ 16. Vir de quo egredietur semen coïtûs, lavabit aquâ corpus suum et immundus erit usque ad vesperum.

</td><td>

. . . .

Celui qui aura une perte de semence, se lavera tout le corps avec de l'eau, et sera déclaré impur *jusqu'au soir*.

</td></tr>
</table>

Le malade atteint de *mizobo* devait donc attendre *sept jours après sa guérison*, avant de communiquer avec les autres; tandis que l'homme visé par le mot *chighboth* du verset 16, n'est déclaré impur que jusqu'au soir; ce sont deux cas bien distincts : d'un côté, écoulement contagieux; de l'autre, simple pollution. Le *Thalmud*, d'ailleurs, complète tous nos renseignements à cet égard.

Il n'y a là rien qui se rapporte à la syphilis; et les auteurs qui ont copié leurs devanciers les uns après les autres, auraient dû cesser d'invoquer ce verset du *Lévitique* à partir du jour où Ricord a démontré que la blennorrhagie était absolument indépendante de la vérole. Citer à faux, c'est donner des armes à ses adversaires : aussi ne manquerons-nous pas de repousser, chaque fois que nous les rencontrerons, les citations maladroites des auteurs partisans de l'origine ancienne, à qui leur zèle a obscurci la vue. Il est peut-être plus facile de compiler que de chercher soi-même ses preuves et de discuter celles qu'ont trouvées les autres; mais on s'expose alors à reproduire des erreurs et à offrir au public des textes qu'on n'a pas compris.

Revenons à la Bible.

Les Hébreux étaient tout aussi exposés que les autres peuples d'Asie à contracter des affections vénériennes puisqu'ils avaient les mœurs dépravées de tous les Asiastiques. Sans parler de Sodome et de Gomorrhe, Moïse ne défend-il pas, dans le Lévitique, l'inceste, la bestialité, les rapports antiphysiques et même la prostitution légale, ce qui est la meilleure preuve que ces vices existaient? Malgré les châtiments les plus sévères, les Hébreux se livraient à ces honteux débordements; et, comme la prostitution était défendue dans leur camp, ils fréquentèrent les étrangères, notamment les Médianites et les filles de Moab. Celles-ci les initièrent au culte de Baal Péor ou Belphégor, sorte de dieu Priape dont les temples n'étaient autre chose que des lieux de débauche. Ces orgies en commun étaient éminemment favorables à la propagation de la syphilis; et de fait, elle se propagea rapidement sous le nom de *plaie de Baal Péor*, épidémie qui va nous arrêter un instant.

D'après les renseignements que nous fournit Rosenbaum [1], ce nom de Baal Péor signifiait chez les Hébreux *le dieu Pénis*, le Priape des Romains, dont

----

1. *Geschichte der Lustseuche in Alterthum* (*Histoire de la syphilis dans l'antiquité*). Halle, 1845.

nous aurons bientôt l'occasion de parler. Son temple
était bâti sur le mont Péor, et les jeunes filles venaient
s'y prostituer. Ce culte était analogue à celui du *Lingam* dans l'Inde et du *Phallus* dans le reste de l'Asie :
on voit encore de nos jours, en Chine, un phallus
gravé dans la pierre au-dessus de la porte des maisons de débauche. Voici, d'après l'Ancien Testament,
livre de Moïse que les Grecs ont appelé le *Pentateuque*,
les passages relatifs au fléau que s'attirèrent les Juifs
par leur culte de Baal. (*Nombres*, ch. XXV.)

℣ 1. Morabatur autem eo tempore Israël in Sittim, et fornicatus est populus cum filiabus Moab.

Cependant (après la sortie d'Égypte) Israël s'était arrêté à Sittim et y demeurait ; il y tomba dans la fornication avec les filles de Moab.

En termes plus symboliques, les Hébreux adorèrent
les dieux des filles des Moabites et s'attachèrent au
culte de Baal Péor.

℣ 3. Initiatus est Israël Baal Peor.

Alors la colère de Jéhova se fit sentir — toujours au
dire de Moïse — et se manifesta sous la forme d'une
maladie épidémique qui se répandit comme une traînée
de poudre, et décima le peuple d'Israël. Moïse, effrayé,
fit égorger tous ceux qui avaient adoré Baal, c'est-à-
dire ceux qui avaient eu des rapports avec les femmes
moabites, car ils étaient tous infectés ou pouvaient
l'être.

℣ 9. Et occisi sunt viginti quatuor millia hominum.

Vingt-quatre mille hommes furent ainsi passés par les armes.

Moyen prophylactique un peu radical, mais dont Jéhova hérita toute la responsabilité. « Afin de calmer mon courroux, lui fait-on dire, que chacun des chefs du peuple sacrifie ceux de ses gens qui se sont attachés à Baal Péor. » Plus loin la Bible ajoute : « C'est ainsi que le fléau fut détourné, après avoir coûté la vie à 24 000 hommes. » Beaucoup de commentateurs du texte hébreu sont partis de là pour en induire que les 24 000 hommes avaient succombé à la maladie, ce qui est démenti par le texte lui-même. Et d'ailleurs Philon et Josèphe, historiens juifs, disent expressément que ce massacre fut commandé par Moïse. Cela se passait en l'an supposé de la création du monde 2553, en 1451 avant Jésus-Christ, c'est-à-dire quarante ans après la sortie d'Égypte. Toutefois cette terrible exécution ne suffit pas à couper le mal dans sa racine ; car Josué, dix-sept ans après, reprochant aux Hébreux leurs débordements, dit positivement [2] :

℣ 17. An parvum vobis est quod peccatis in Baal Peor, et usque in præsentem diem macula hujus sceleris in nobis permanet…?	N'est-ce pas assez pour vous d'avoir commis le péché de suivre le culte de Baal Péor, forfait dont le *stigmate existe encore à ce jour* parmi nous…?

Près de sept siècles plus tard, en 810 avant Jésus-Christ, le prophète Osée avait encore l'occasion de déclamer contre ceux qui sacrifiaient sur les autels de Baal Péor, et de gémir sur les conséquences de ce culte [2].

1. *Josué,* ch. XXII.
2. *Osée,* ch. IX.

| ℣ 10. Intraverunt ad Baal Peor..., et facti abominabiles sicut ea quæ dilexerunt. | Ils se sont fait initier aux mystères de Baal Péor..., et ils sont devenus affreux comme les choses qu'ils ont adorées. |

Et cependant Moïse avait bien pris ses précautions ; car, non content de faire égorger les coupables, il déclara la guerre aux Médianites, toujours d'après les ordres de Jéhova, parce que les femmes de ce peuple avaient excité les fils d'Israël au culte de Baal Péor. En réalité, c'était le foyer principal du fléau. Les Hébreux s'avancèrent contre le prince Midian, le défirent, tuèrent tous les hommes, et, après un pillage en règle, ramenèrent, avec les troupeaux, les femmes et les enfants. Moïse s'emporta contre les chefs de l'armée parce qu'ils avaient épargné les femmes [1] :

℣ 15. Cur feminas reservatis?

En effet, ce n'était guère la peine d'avoir fait exécuter ses propres hommes, malades ou simplement suspects de maladie, pour laisser introduire au milieu du camp hébreu les femmes étrangères qui recélaient le virus. Moïse n'avait qu'un parti à prendre : les faire tuer aussi ; c'était cruel, mais logique. Le grand législateur prouva qu'il connaissait la logique avant la naissance d'Aristote. Écoutons-le :

| ℣ 16. Nonne istæ sunt quæ deceperunt filios Israël ad suggestionem Balaam, et prævaricari vos fecerunt in | Ne sont-ce pas là ces femmes qui ont séduit les fils d'Israël à l'instigation de Balaam, et qui vous ont fait |

1. *Nombres*, ch. XXI.

Domino super peccato Peor unde percussus est populus? | renier le Seigneur, votre Dieu, pour vous faire sacrifier à *Péor, d'où est venu le fléau qui a frappé* notre peuple ?

La conclusion de cette apostrophe bien sentie ne se fait pas attendre.

℣ 17. Ergo interficite quidquid est generis masculini, etiam in parvulis; et mulieres quæ noverunt viros in coïtu, jugulate;
℣ 18. puellas autem et omnes feminas virgines reservate vobis. | Égorgez donc tous les enfants du sexe masculin, même les nouveau-nés ; et étranglez les femmes qui ont connu l'homme sexuellement; mais laissez vivre les enfants du sexe féminin et les jeunes filles vierges.

Cette boucherie, exécutée, comme nous l'avons dit, en 1451 avant notre ère, n'a pas empêché la plaie de Baal Péor, après plus de trente siècles, d'être un des ornements de nos grandes capitales. Il est vrai que le glaive de Moïse est démodé, fort heureusement, et qu'à Paris, par exemple, le système de l'emprisonnement à Saint-Lazare est une bien mince compensation. Soignez, guérissez, mais ne châtiez pas : ces malades sont des victimes avant que le besoin en fasse des coupables !

Que l'épidémie que nous venons de raconter ait été d'origine vénérienne, cela ne fait aucun doute; car Flavius Josèphe dit qu'elle était éminemment contagieuse, et se communiquait même entre les différents membres d'une même famille, sans doute par les objets de toilette, vases, etc. Voilà, d'après la Bible, quelle est la légende de la maladie de Baal Péor dont quelques auteurs ont parlé, principalement Rosenbaum et le Dr Hamonic. Nous reproduirons ici les conclusions de ce dernier, auxquelles nous nous associons complètement [1] :

« Demandons-nous ce qu'était la plaie de Baal Péor.

« Tout d'abord il faut mettre de côté la lèpre. Moïse en connaissait bien le pronostic. Il en avait été atteint lui-même [2].

« Ce n'était ni la *blennorrhagie*, ni la *balano-posthite*, ni l'*herpès génital*, ni même le *chancre mou*.

« Ces lésions, sauf la dernière, fréquentes à cette époque, ainsi que je l'ai dit en parlant de la circoncision, étaient pour ainsi dire classiques. Elles n'auraient certainement pas effrayé Moïse au point de lui faire prendre une détermination aussi radicale, même si elles s'étaient multipliées, grâce à des excès de coït ou à la malpropreté. Du reste elles ne se seraient pas éternisées dans Israël.

« Le mal de Baal Péor a été quelque chose de plus intense, de plus violent, de plus dangereux pour la santé publique; et quoique la Bible n'en indique pas les symptômes cliniques, il est évident que cette maladie constituait un grave danger social que Moïse a essayé d'éviter par tous les moyens possibles. Certainement ce législateur était trop bon observateur des choses de la nature pour commettre une grossière erreur de diagnostic entre les affections existant déjà dans son peuple et la nouvelle plaie.

« La conclusion fatale de tout ce qui précède est que *le fléau de Baal Péor fut la syphilis.* »

Parmi les versets isolés qui, en dehors d'une légende

1. Hamonic, *loc. cit.*
2. *Exode*, ch. IV, ⳼ 6.

ou d'un fait historique, ont trait à cette affection, on en trouve quelques-uns où l'*alopécie* est parfaitement désignée comme maladie inhérente à la prostitution : les prostituées et ceux qui les fréquentent doivent s'attendre, au dire du prophète Isaïe (785 ans avant Jésus-Christ), à voir leur crâne se dénuder et leur corps répandre une odeur fétide [1].

℣ 9. Agnitio vultûs eorum respondit eis : peccatum suum quasi Sodoma prædicaverunt, nec absconderunt...	L'aspect de leur visage répond pour eux : comme Sodome ils publient leur péché sans dissimuler...
. . . .	. . . .
℣ 17. ...decalvabit Dominus verticem filiarum Sion, et Dominus crinem earum nudabit.	... le Seigneur rendra chauve le sommet de la tête des filles de Sion, l'Éternel *fera tomber* leurs *cheveux*.
. . . .	. . . .
℣ 24. Et erit pro suavi odore fœtor..., pro crispanti crine calvitium.	Au lieu de ce parfum suave, elles répandront la puanteur..., au lieu de cette chevelure ondulée, ce sera la *calvitie*.

Était-ce l'odeur si caractéristique des syphilides vulvaires? nous n'en savons rien; mais c'est possible, surtout si l'on songe que ce phénomène de la mauvaise odeur coïncidait avec l'alopécie.

Dans le *Deutéronome*, qui forme le deuxième livre des lois de Moïse dont l'ensemble est le Pentateuque, nous voyons le législateur menacer son peuple de l'*ulcère d'Égypte* s'il se détourne du Seigneur et refuse d'écouter sa voix, c'est-à-dire Moïse lui-même, l'intermédiaire forcé (chap. XXVIII).

1. *Isaïe*, ch. III.

℣ 17. Percutiat te Dominus ulcere Egypti, et partem corporis per quam stercora egrediuntur, scabie quoque et prurigine, ita ut curari nequeas.

Le Seigneur te frappera de l'*ulcère d'Égypte* et la partie de ton corps par laquelle sortent les matières stercorales sera le siège de *papules* prurigineuses dont tu ne pourras te débarrasser.

Ainsi l'ulcère d'Égypte s'accompagnait de *rugosités*, d'*élevures* (scabie) à l'*anus*, ce qui faisait éprouver des picotements au malade ; et Moïse savait que c'était tout au moins fort long à guérir ; cette description pourrait très bien s'appliquer à des plaques muqueuses de la région anale, sans préjudice des autres manifestations indiquées dans les versets suivants.

℣ 35. Percutiat te Dominus ulcere pessimo in genibus, in furis, sanarique non possis a planta pedis usque ad verticem tuum.

Le Seigneur te couvrira d'*ulcères de mauvaise nature* depuis la plante des pieds jusqu'à la tête, aux genoux, aux jambes, et tu ne pourras guérir.

Éruption généralisée avec pustules et ulcérations. Continuons.

℣ 59. Augebit Dominus plagas tuas et plagas seminis tui, plagas magnas et perseverantes, infirmitates pessimas et perpetuas.

Tes plaies iront en augmentant, par la volonté divine, ainsi que celles que tu auras transmises à ta *progéniture*, puis ce seront des maux étendus et *tenaces*, des lésions fondamentales et *définitives*.

L'hérédité est ici nettement indiquée, et il ne faut pas un grand effort d'imagination pour saisir le sens médical de ces menaces de Moïse. Les accidents secondaires pullulent, se succèdent et sont rebelles au traitement primitif des Hébreux : les enfants qui naissent sur ces entrefaites ont des manifestations syphilitiques. Voici venir les accidents tertiaires : ulcères qui ne guérissent pas, nécroses et pertes de substances irréparables. En supposant par la pensée cette description sommaire débarrassée de sa forme sentencieuse et symbolique, on croirait lire un de ces opuscules du xve siècle traitant du *morbus gallicus*. Ce passage du *Deutéronome* est des plus intéressants, en ce sens surtout qu'il nous apprend que l'ulcère d'Égypte était la syphilis : Moïse donna ces lois en 1451 avant Jésus-Christ, c'est-à-dire l'année de la plaie de Baal Péor. Ces dénominations, appliquées à des symptômes dissemblables d'un même mal, symptômes dont les Hébreux ne pouvaient soupçonner le lien nosologique, devaient être forcément multiples en raison, soit du siège des lésions, soit du caractère endémique ou épidémique que pouvait revêtir la maladie.

Maintenant nous allons remonter plus loin encore, à la *Genèse*, qui se perd dans la nuit des temps, et raconter les diverses pérégrinations du nommé Abram qui jugea à propos par la suite de s'appeler Abraham.

Vers l'an 1921 avant Jésus-Christ, si nous en croyons la Bible, un Hébreu du nom d'Abram, qui habitait entre Béthel et Aï, fut contraint par la famine de quitter son pays : il descendit en Égypte, mais comme sa femme Saraï était fort belle, il l'engagea à se faire passer pour sa sœur, craignant, disait-il, que les Égyptiens ne lui fissent un mauvais parti pour s'emparer d'elle. La beauté de Saraï lui donna accès à la cour de Pharaon : celui-ci prit la belle Juive purement et simplement et combla de biens et présents son soi-disant frère. Mais le Seigneur, moins satisfait qu'Abram de cet arrangement à l'amiable, — c'est la Bible qui parle, — « frappa de *grandes plaies* Pharaon et sa maison, à cause de Saraï, femme d'Abram [1]. »

℣ 17. Flagellavit autem Dominus Pharaonem plagis maximis et domum ejus, propter Saraï, uxorem Abram.

Ce qui veut dire que Pharaon contracta avec Saraï une maladie vénérienne qu'il transmit à ses autres femmes ou à celles de ses officiers, lesquelles la donnèrent à d'autres, etc. Bref, toute la cour fut infectée. Pharaon, en vrai gentilhomme, comme dit Hamonic, après avoir reproché à Abram de ne l'avoir pas averti qu'elle était sa femme, lui rendit ses biens avec sa dangereuse épouse et le congédia.

Plus tard, à Guérar, ce mari complaisant joua le même tour au roi du pays, Abimélech. Il s'appelait alors Abraham et sa femme Sara. Même histoire de sœur, même enlèvement prévu. Mais le Seigneur apparaît en songe au roi et le menace de mort. Constatons, en passant, que le Seigneur était bien indulgent pour Abraham, et bien sévère pour les rois qui tombaient dans le piège. M. de Montespan montra plus de fierté que le patriarche israélite; mais la colère divine, épuisée sans doute après trente-cinq siècles de menaces en pure perte, ou émoussée par l'usage, ne troubla nullement Louis XIV dans le cours de ses exploits adultérins. Abimélech, lui, s'empressa de rendre Sara à son mari, et les combla tous deux de présents. Il n'en avait pas moins contracté la maladie qu'il communiqua à la reine et à ses servantes

---

1. *Genèse*, ch. XII.

ou concubines. « Mais à la prière d'Abraham — qui n'en pouvait pas moins faire pour un client aussi généreux — l'Éternel *guérit* Abimélech, sa femme et ses servantes, et celles-ci *purent enfanter* [1]. »

℣ 17. Orante autem Abraham sanavit Deus et uxorem, ancillasque ejus, et pepererunt.

℣ 18. Concluserat enim Dominus omnem vulvam domûs Abimelech propter Saram, uxorem Abraham. | Car le Seigneur *avait fermé le sein* de toutes les femmes de la maison d'Abimélech à cause de Sara, femme d'Abraham.

Cette Sara, source de profits pour Abraham, était un danger pour tous ceux qui se laissaient prendre à ses beaux yeux. En outre, la Bible nous apprend qu'elle fut longtemps stérile et que toutes les femmes qui ont été infectées à cause d'elle, ont été stériles aussi. Nous conclurons donc encore ici comme Hamonic.

« L'affection transmise par Sara fut toujours d'origine génitale.

« En raison de sa grande transmissibilité, de sa très longue période de virulence et des rapports qui semblent exister entre elle et la stérilité, il est rationnellement permis de supposer qu'il s'agissait là de la *syphilis*. Elle s'éteignit avec l'âge chez Sara, qui devint enceinte tardivement, ce qui prouve bien que la stérilité de cette dernière n'était pas due à une cause organique.

« Hors la syphilis, on ne voit pas d'autre maladie d'origine génitale qui puisse cadrer avec les faits précédents. »

1. *Genèse,* ch. xx.

Cette façon d'interpréter la maladie de Sara n'est pas nouvelle, bien qu'on ne la trouve exprimée, que je sache, dans aucun des auteurs qui ont voulu défendre l'antiquité de la syphilis jusqu'en 1887. Un médecin espagnol, contemporain de la grande épidémie du XVᵉ siècle, Francisco de Villalobos, fit, dans sa jeunesse (trente-deux ans avant Fracastor), un poème sur la syphilis où il raconte en vers légers que Pharaon attrapa cette maladie avec Sara. Ce Villalobos devint célèbre plus tard et fut successivement le médecin de Ferdinand V, Charles-Quint et Philippe II. Voici le passage en question : « A cause de ce péché, dit l'Écriture sainte, le roi Pharaon en fut atteint (de la vérole), parce qu'il ne put résister à la grande beauté de Sara.... »

> Por este pecado en la sacra escritura,
> Al rey Faraon le hallamos tenella,
> Porque él fué vencido de gran hermosura
> De Sarra... [1].

Pour en finir avec la Bible, nous allons examiner le cas du roi David, *Daoud* selon le texte hébreu. Tout le monde connaît son aventure avec Bath-Schéba, celle que nos abrégés d'Histoire sainte appellent Bethsabée : on voit, dans ces mêmes abrégés, que David fut puni,

> Pleura quelque temps son péché,
> Mais garda toujours sa maîtresse [2].

1. Villalobos, *Sumario de la medicina, en romance trovado, con un tratado sobre las pestiferas bubas*, Salamanca (*Abrégé de médecine, mis en vers, avec un traité de la peste vérolique. Salamanque*), 1498.
2. Parny, *les Galanteries de la Bible*. Paris, 1831.

Nous résumerons en quelques lignes cette histoire authentique qui prouve que David, fait roi parce qu'il fut gendre, se conduisit comme un vulgaire assassin, et dans des circonstances particulièrement ignobles. La syphilis qu'il récolta pour commencer, ainsi que nous allons le voir, fut vraiment une bien petite punition, comparée au crime commis. Pharaon et Abimélech, plus corrects et surtout moins cruels, furent punis de la même façon, et cependant Abraham était loin d'être aussi intéressant qu'Urie.

Le roi David, raconte la Bible, prenait le frais un certain soir sur la terrasse de son palais, lorsqu'il aperçut une femme d'une rare beauté qui se lavait dans un ruisseau. Renseignements pris, il sut qu'elle était la femme d'un de ses officiers, un nommé Urie : il la fit monter près de lui, parlementa fort peu, et la trouva docile en tous points. L'entretien terminé, Bath-Schéba rentra fort tranquillement chez elle. On ne sait pas si elle retourna souvent voir le roi, mais c'est probable : bref, elle devint enceinte. Alors David songea à se débarrasser du mari, et ne trouva rien de mieux que de charger un de ses généraux, alors en expédition, de le placer dans le poste le plus dangereux pour qu'il fût tué, ce qui arriva en effet. Procédé commode, nullement compromettant, mais peu chevaleresque. Louis XV en usait autrement à l'égard des gentilshommes de sa cour dont il endommageait l'honneur conjugal, fût-ce même *avant la lettre*. Autres temps, autres mœurs.

Bath-Schéba prend le deuil et David l'épouse; elle accouche. Jusque-là, rien que de très simple. Mais nos deux amoureux avaient compté sans l'Éternel qui, ayant eu tout le temps de la réflexion, se déclare mécontent et envoie, toujours d'après la légende, un prophète à David pour le gourmander et le prévenir qu'il va être puni par où il a péché. Il est probable que les accidents tertiaires ont éclaté rapidement chez ce roi libertin ; d'ailleurs il a pu ne pas s'inquiéter des deux premières périodes, n'avoir même que fort peu de chose, et, comme il ne s'est pas soigné au début, neuf ou dix mois après, au minimum, — puisque Bath-Schéba a le temps d'arriver à terme, — les symptômes de la troisième période se montrent avec une certaine intensité : douleurs ostéocopes, gommes ulcérées et le reste. Rien que de très rationnel dans cette marche de la maladie. Mais n'anticipons pas sur nos conclusions, et laissons parler l'Écriture. Le prophète Natham apporte à David la sentence de Jéhova [1] :

℣ 11. Itaque hæc dicit Dominus : ecce ego suscitabo super te malum de domo tuâ....	Voici donc les paroles du Seigneur : je vais susciter des *maux* sur toi-même et sur ta maison....
. . . .	. . . .
℣ 14. ... filius qui natus est tibi, morte morietur.	... le fils qui est né de toi va mourir.

En effet, David a beau prier le Seigneur, jeûner, se coucher sur la terre, etc., l'enfant tombe malade et « meurt au bout de sept jours ».

℣ 18. Accidit autem die septimâ ut moreretur infans.

Ceci se passait 1034 ans avant Jésus-Christ. Écoutons maintenant les plaintes de David qui va nous décrire lui-même, avec des métaphores poétiques, les symptômes de sa maladie. (*Psaumes.*)

1. *Rois*, ch. xii.

CHAP. VI, ℣ 3. Miserere meî, Domine, quoniam infirmus sum : sana me, Domine, quoniam conturbata sunt ossa mea....

Prends pitié de moi, Seigneur, car je suis malade : guéris-moi, Éternel, car *mes os sont frappés....*

. . . .

. . . .

℣ 8. Inveteravi...

Je suis vieilli....

. . . .

. . . .

CHAP. XXI, ℣ 7. Ego autm sum vermis, et non homo : opprobrium hominum...

Je suis un *ver* et non un homme : je suis l'opprobre des hommes...

℣ 8. Omnes videntes me, deriserunt me...

Tous ceux qui m'ont vu, se sont moqués de moi...

On aurait plaint David au lieu de se moquer de lui si on n'avait pas connu l'origine et la nature de son mal.

℣ 15. Et dispersa sunt omnia ossa mea...

Tous mes *os se séparent...*

℣ 16. Aruit tanquam testa virtus mea, et lingua mea adhæsit faucibus meis...

Ma force se dessèche comme de l'argile, et ma langue s'attache à mon palais...

CHAP. XXX, ℣ 11. Ossa mea conturbata sunt.

Mes os sont frappés....

℣ 12.... Sum opprobrium... qui videbant foràs, fugerunt a me...

Je suis un opprobre... tous ceux qui m'ont vu dehors se sont enfuis loin de moi....

Personne ne voulait l'approcher : on savait donc que sa maladie était contagieuse.

CHAP. XXXI, ℣ 3. Inveteraverunt ossa mea.

Mes os ont vieilli...

Il revient par trois fois sur l'état de ses os : le système osseux était sans doute le plus malade.

℣ 4. Die ac nocte gravata est super me manus tua...

Jour et nuit ta main s'appesantit sur moi...

Il s'agissait probablement là d'une céphalée nocturne, puisqu'il n'avait même pas le sommeil pour oublier son mal.

CHAP. XXXVIII, ꙮ 4. Non est sanitas in carne mea a facie iræ tuæ : non est pax ossibus meis a facie peccatorum meorum.	*Il n'y a plus rien de sain dans ma chair à cause de ta colère : mes os ne me laissent pas tranquille à cause de mes péchés.*

Toujours ses os le font souffrir : c'étaient vraisemblablement des douleurs ostéocopes; cette opinion est partagée par Galligo, qui dit, au début de son ouvrage [1], que « le Roi David paraît avoir été atteint autrefois de la syphilis et avoir souffert principalement de *douleurs ostéocopes* (*il Re David sembra che sia andato soggetto alla sifilide, e perfino ai dolori osteocopi*). »

ꙮ 6. Putruerunt et corruptæ sunt cicatrices meæ a facie insipientiæ meæ....	Mes plaies sont infectes et corrompues par l'effet de ma folie....

Gommes ulcérées soignées sans doute d'une façon bien primitive.

ꙮ 8. Non est sanitas in carne meâ....

Il est forcé de s'avouer une seconde fois qu'il n'est pas sain : on ne connaissait pas alors les fameux *dépuratifs* vantés de nos jours à grand renfort de prospectus.

ꙮ 11. .... et lumen oculorum meorum et ipsum non est mecum.	.... et la lumière de mes yeux n'est même plus avec moi.

____

1. *Loc. cit.*

S'agirait-il ici de l'iritis, accident assez commun de la période de transition?

℣ 12. Qui juxta me erant, de longè steterunt.	Ceux qui m'entouraient auparavant se tiennent maintenant à distance de moi.

Pour la seconde fois il donne à entendre que son mal avait un principe contagieux, lequel était notoirement connu, puisque personne ne s'y fiait. Enfin David supplie le Seigneur de le guérir à fond : il savait sans doute que sa maladie pouvait disparaître sans laisser de traces.

CHAP. L, ℣ 9. Asperges me hyssopo, et mundabor.... et super nivem dealbabor.	Tu m'aspergeras d'hysope, et je serai purifié... et je deviendrai plus blanc que la neige.

Cette dernière phrase fait penser involontairement aux syphilitiques de notre siècle qui, sachant qu'il faut plusieurs années pour les guérir à fond, nous demandent de les *blanchir* dans le plus bref délai.

« Quoique vagues, dit Hamonic, les symptômes accusés dans les psaumes de David n'en ont pas moins une grande valeur, surtout si on les groupe, si on les rapproche les uns des autres. Voilà un homme qui contracte d'une femme qu'il rend enceinte une maladie de cause génitale et dont les symptômes essentiels, puisque ce sont ceux sur lesquels le patient insiste surtout, consistent en *douleurs* atroces survenant principalement la nuit, et *en altérations osseuses*. Les os sont le siège de vives souffrances. Ils se désagrègent, *se séparent* (carie ou nécrose). Des plaies purulentes et chroniques s'établissent, et sont probablement en communication avec les foyers osseux malades. Ce doit être par elles que les fragments d'os s'éliminent.

« Le patient perd ses forces, tombe dans une cachexie profonde. Sa maigreur est extrême. Sa bouche (sa langue surtout) est malade. Il est un objet de dégoût pour tout le monde. Les symptômes morbides, d'abord localisés, se généralisent de plus en plus (il n'y a plus rien de sain dans ma chair), et ce qui comble la mesure, les yeux se prennent, et la vue s'obscurcit. Des symptômes viscéraux apparaissent à un moment donné, et *cette terrible maladie générale* plonge l'infortuné David dans une hypochondrie et un découragement qu'il est facile de comprendre, en raison même de la chronicité des accidents, et de leur résistance à la thérapeutique naïve employée contre eux.

« A tout ce qui précède, joignons que l'enfant engendré par Bath-Schéba, qui avait communiqué sa maladie à David, meurt au bout de sept jours, circonstance qui s'ajoute à toutes les autres pour nous pousser naturellement vers le diagnostic de *syphilis*. Je conclurai donc en disant que David qui, dans sa vieillesse, avait besoin d'avoir dans sa couche une jeune fille vierge, seulement pour le réchauffer [1], fut vraisemblablement un des plus anciens rois *syphilitiques* qui aient existé. »

Nous ne voyons rien à ajouter à ces conclusions qui sont la fidèle expression de notre manière de voir. Nous dirons seulement que, si la syphilis est une juste punition, chose contestable, jamais elle n'a pu ou ne pourra être mieux adressée qu'elle ne le fut en se greffant sur le vénérable David.

---

1. *Rois,* ch. iii, ꙮ 1, 2, 3, 4.

Disons maintenant quelques mots de la maladie de Job. Un certain nombre d'auteurs, médecins et autres, tels que Vatable, Cyprien, le jésuite Jean de Pieda ou Pineda, le capucin Bolbuc ou Bolduc, dom Calmet, Ulrich de Hutten, Guy Patin, etc., y ont vu la syphilis ; pour d'autres, c'était la lèpre. Hamonic, d'accord en cela avec Bartholin et M. Rollet, tient pour le scorbut. Il se fonde sur ce fait que Loth eut beaucoup d'enfants après sa guérison, et que ses filles étaient fort belles. Ce n'est pas une raison absolue, car tous les praticiens ont eu l'occasion d'accoucher des femmes syphilitiques guéries et dont les enfants sont toujours restés superbes [1]. En outre, nous ferons observer très humblement que le scorbut demande, pour se développer, d'abord la misère physiologique, ce qu'on trouve partout ; ensuite des conditions d'humidité et surtout de froid qui ne sont pas de tous les pays. Il est évident que le froid ne pénètre pas facilement en Palestine.

Toutefois les symptômes décrits par Job diffèrent de ceux que présenta le roi David ; et, à part quelques signes qu'on trouve dans plusieurs affections et notamment dans la syphilis, nous ne pensons pas que la légende de Job offre des arguments suffisants pour qu'on puisse, sans témérité, continuer à donner à ce malheureux le titre de *patron des vérolés*.

Certains auteurs, M. Rollet, par exemple, ont vu aussi la syphilis dans la sixième plaie d'Égypte (*Exode*, ch. ix, ŷ 10 et 11) : ce n'est pas impossible ; mais la Bible dit simplement qu'il se forma des *ulcères* et des *tumeurs vésiculeuses* (ou pustules) chez les

---

1. Nous reviendrons sur cette question dans notre prochain volume, et nous fournirons des observations fort concluantes.

hommes et chez les animaux. C'est bien vague et nous savons que la syphilis ne s'est jamais montrée chez les animaux en dehors des tentatives d'inoculation ayant réussi. On a pu voir, en 1882, à la salle de garde des Internes de Lourcine, un jeune singe auquel Martineau, notre ancien maître, avait inoculé la syphilis, et qui fut porteur, pendant plusieurs mois, de plaques muqueuses fort nettes.

Quant à la *lèpre* des Hébreux, on ne doit y voir qu'un ensemble de maladies cutanées, et ce terme général correspond assez bien à notre mot *dartre*. La lèpre du moyen âge ne fut pas autre chose : n'y voir que la lèpre véritable, celle que nous connaissons, ou la syphilis seule, c'est être trop exclusif. Bien des malades, atteints d'affections de la peau bénignes ou malignes, et, entre-temps, des syphilitiques, ont été baptisés du nom de lépreux. Nous verrons bientôt la part qu'il faut laisser à la lèpre proprement dite, devenue une rareté pathologique dès le moment où la syphilis, dégagée du chaos où elle resta enfouie jusqu'à la fin du xv⁰ siècle, vint occuper la place qu'elle méritait dans le cadre nosologique.

Dans la maladie d'Hérode, qui eut des bubons suppurés et de la gangrène des organes génitaux, de même qu'Apion le Blasphémateur, si nous en croyons Flavius Josèphe[1], l'écrivain et général juif, on ne peut guère voir autre chose qu'un vaste chancre phagédénique. Nous en dirons autant du cas de l'empereur Galère-Maxime relaté par Eusèbe[2]. On peut penser

1. Flavius Josephus, *Antiquitat. judaïc.*, l. XVII, ch. viii (traduit du grec).
2. *Histor. ecclesiast.*, l. VIII, ch. xxviii (traduit du grec en latin).

à des ulcérations de la période tertiaire, mais celles-ci, en général, ne se compliquent pas de gangrène. Nous savons aussi que Ricord a décrit des chancres syphilitiques gangreneux ; mais ces cas sont extrêmement rares, du fait de la syphilis seule, tellement rares même qu'on est bien tenté de soupçonner une influence étrangère au mal spécifique, et de leur donner leur vrai nom, peut-être, celui de chancres mixtes. Mais nous avons déjà dit (chap. i) ce que nous en pensions, et ce n'est pas ici le lieu d'une discussion qui nous entraînerait trop loin.

Nous terminerons cette étude de la syphilis aux temps bibliques, en reproduisant quelques passages d'une lettre de Guy Patin, pièce curieuse du xviie siècle, que nous citons à cause de son originalité [1].

Lettre 370. A Monsieur F. C. M. D. R.

Pour répondre à ce que vous me demandez, je vous dirai que Bolduc, Capucin, a écrit aussi bien que Pineda, Jésuite Espagnol, que Job avoit la vérole. Je croirois volontiers que David et Salomon l'avoient aussi..... M. Gaffendy m'a dit que la lèpre, dans la Bible, étoit la vérole. *Luis venereæ causa est scortatio turpis, vaga, promiscua, atque talis scortatio est ab omni ævo* [2]. Ce serpent, dans la Genèse, disoit un libertin, étoit quelque jeune Dameret qui donna la vérole à Eve, et voilà le péché originel de nos Moines, ce nous disoit M. de Malherbe. Au moins est-ce chose certaine que la grosse vérole étoit bien fort connuë dans l'Europe devant que Charles VIII allât à la conquête du Royaume de Naples. . . . .

De Paris, le 18 septembre 1665.

---

1. Guy Patin, *Nouveau recueil de lettres choisies.* Rotterdam, 1725.

2. « La cause du mal vénérien est un libertinage honteux, s'exerçant n'importe où et avec n'importe qui, et ce libertinage a existé de toute antiquité. »

IX

UPADANSA

LA SYPHILIS CHEZ LES HINDOUS
1000 ANS AVANT L'ÈRE CHRÉTIENNE

> « Un des plus anciens foyers de la
> « syphilis est très probablement l'Inde,
> « c'est-à-dire le pays qui a été le ber-
> « ceau du genre humain. »
>
> (ROLLET [1].)

> « Il est évident que le vocable *upa-*
> « *dansa* désigne, en sanscrit, le *virus*
> « *syphilitique* : tout le démontre, non
> « seulement la description de la ma-
> « ladie, mais aussi les moyens théra-
> « peutiques employés [2]. »
>
> (HESSLER.)
>
> (Traduction latine de l'*Ayurvéda* :
> Notes du chapitre xii de la *Pathologie*.)

Les sources de documents que nous offre l'antiquité
sur l'Asie en général et l'Inde en particulier, sont de

1. *Dict. encyclop. des sc. médic.*, art. SYPHILIS.
2. « Sanskritæ voci *upadansa* vim luis venereæ subjectum
esse, non solum ex his allatis morbi causis, sed etiam ex hujus
morbi curandi ratione cernitur. » L'expression *vim luis venereæ*
veut dire, mot à mot : *force de la maladie vénérienne*. Aux xv⁰
et xvi⁰ siècles, l'expression latine qui remplaça celle de *morbus
gallicus* fut *lues venerea*. Dans leurs écrits, les auteurs de la

deux sortes : les légendes séculaires et la littérature sanscrite. Nous examinerons d'abord le merveilleux, pour retrouver, parmi les allégories, ce qui revient à la syphilis ; puis nous la rechercherons dans les Védas, recueils à la fois religieux, littéraires et scientifiques [1].

Les Hébreux avaient le culte de Baal Péor ; les Hindous, celui du *Lingam*, basé sur les mêmes principes et se composant des mêmes mystères. Partie de la Chaldée, la prostitution régnait en maîtresse dans toute l'Asie ; Babylone, capitale de la Chaldée, fut donc le berceau de la prostitution et par conséquent de la syphilis, sa compagne obligée. Dufour, qui a écrit avec beaucoup de talent et d'érudition l'histoire de la prostitution, fait remarquer que « ce sujet, délicat et suspect à la fois, se rattache de tous côtés à l'histoire des religions, des lois et des mœurs [2] ». Il en distingue trois formes qui correspondent à trois grandes périodes de l'histoire : 1° la prostitution hospitalière ; 2° la prostitution religieuse ; 3° la prostitution légale ou politique. Ces détails, qui pourraient paraître oiseux au premier abord, sont cependant de la plus grande importance ; car ils vont permettre au lecteur de saisir comment les affections vénériennes ont pu prendre naissance à une époque où les mœurs étaient patriarcales,

fin du xviᵉ siècle qui écrivent en français, appellent couramment la syphilis « la lues ». Aussi croyons-nous avoir exactement rendu la pensée d'Hessler en traduisant *vim luis venereæ* par *virus syphilitique*.

1. Ce chapitre devrait être placé à la suite de celui qui traite de la syphilis préhistorique, puisque tout le monde s'accorde à reconnaître que l'Inde est le berceau de l'espèce humaine, mais nous suivons l'ordre chronologique des documents écrits.

2. Dufour, *Histoire de la prostitution chez tous les peuples du monde depuis l'antiquité la plus reculée jusqu'à nos jours*. Paris, 1851.

et de suivre pas à pas le développement de ces maladies et leur marche envahissante de l'Orient à l'Occident.

La *prostitution légale*, c'est le commerce des charmes réprouvé par M. Prudhomme, mais autorisé par la police et surveillé dans la mesure du possible : c'est le mal nécessaire, la soupape de sûreté qui garantit la femme et les filles du même M. Prudhomme contre les entreprises audacieuses.

Par le terme *prostitution hospitalière*, il faut comprendre cette coutume des peuplades primitives d'Asie qui consistait à mettre son hôte en son lieu et place, non seulement à sa table, mais encore dans son propre lit et à lui céder même son épouse, selon les lois de l'hospitalité. A ce point de vue, l'Écosse était dépassée ; mais il faut dire que l'usage voulait aussi que le voyageur offrît un présent à la femme de son hôte en prenant congé de la famille, qu'il avait parfois augmentée. Il est inutile d'insister davantage : on saisit tout de suite avec quelle facilité les affections contagieuses des organes génitaux pouvaient se transmettre, surtout quand les voyageurs faisaient de fréquentes stations.

Par *prostitution religieuse*, nous devons entendre les pratiques secrètes du culte du Lingam, de Baal, et plus tard de Vénus et de Priape. A une époque plus primitive encore, c'était, non pas la célébration de certains mystères variant selon les temples, mais l'usage qui voulait que les jeunes filles offrissent à la divinité leur fleur virginale. Et, comme l'idole ne pouvait descendre de son socle, elle cueillait cette fleur par procuration : supposez le prêtre officiant atteint de syphilis et concluez. On peut voir aussi, par le passage suivant, qu'il y avait encore, dans les mœurs orientales des premiers âges, d'autres coutumes extrêmement favorables à la propagation des maux vénériens. « Chez les anciens peuples de l'Asie, dit Rosenbaum [1], les prémices de toutes choses devaient être consacrées à la divinité : par conséquent la virginité des femmes revenait à Vénus..... Dans l'antiquité, comme aujourd'hui encore chez plusieurs peuples sauvages, le sang menstruel ainsi que celui qui coule dans l'acte de la défloration par suite de la rupture de l'hymen, et l'acte lui-même, étaient considérés comme impurs... Les habitants des côtes maritimes, qui avaient des relations plus fréquentes avec les étrangers, abandonnaient à ceux-ci l'acte impur de la défloration ; dans l'intérieur du pays, les prêtres se chargeaient de cette besogne pour les gens de qualité. » On peut voir une trace de cette coutume dans le fameux *droit du Seigneur* des temps féodaux. D'après Sonnerat [2], le roi de Calicut donne à son prêtre principal une récompense de 500 écus pour « dénouer la ceinture » à ses femmes au nom de la divinité. Ce fait est confirmé par un auteur anglais, Hamilton, dans ses *Nouveaux récits sur les Indes orientales* [3]. Le même Sonnerat rapporte une croyance indienne relative au culte de Çiva, Brahma et Vishnou, et extrêmement intéressante en ce sens qu'elle démontre que l'origine des affections vénériennes, dans l'Inde, se perd dans la nuit des temps. Voici le résumé de cette légende.

Des pénitents du culte du Lingam, furieux contre Çiva qui avait obtenu les faveurs de leurs femmes, firent un sacrifice terrible contre lui. Il faut croire que le maléfice fut bien empyreumatique, car il bouleversa

1. *Loc. cit.*
2. *Voyage aux Indes orientales et à la Chine.* 1774.
3. *New account of the East Indies.*

tout le Paradis de Vishnou, et, dit l'auteur, « le dieu lui-même ne put résister. Ce fut comme un *feu* qui se jeta sur les *parties génitales* de Çiva et les sépara de son corps. » Le dieu se vengea en communiquant ce mal aux femmes, de façon à « mettre le monde entier en *feu*[1] ».

Cette vengeance est logique ; mais si les parties génitales de Çiva étaient tombées, comment le dieu a-t-il pu communiquer son mal ? A moins que ce ne soit au moyen d'une lancette...? Au reste, une légende n'y regarde pas de si près : le fait à retenir, c'est la maladie. Heureusement, continue la fable, que Brahma et Vishnou arrêtèrent l'embrasement, en représentant à leur collègue Çiva qu'il devait cesser ses expériences d'inoculation. Çiva se laissa fléchir à la condition que les hommes rendraient les honneurs divins à ses organes génitaux qui, selon toute probabilité, avaient repoussé sur place. Rosenbaum est d'avis que ce *feu*, ce mal contagieux, était la syphilis : c'est fort vraisemblable. De même le culte qui en modéra la fureur a dû certainement consister en une série de soins hygiéniques et un peu plus de continence de la part des populations atterrées.

Tels sont les renseignements que nous fournissent les croyances populaires : c'est le fait brut. Abordons

---

1. On peut voir une certaine analogie entre le malafice des pénitents hindous et la *tarte bourbonnaise* de Panurge : il s'agit d'une farce dirigée contre les théologiens. « Il feit une tartre borbonnoise composée de force de ails, de galbanum, de assa fœtida, de castoreum, de....., et la destrempit en sanie de bosses chancreuses, et de fort bon matin en graissa et oignit tout le treillis de Sorbonne, en sorte que le diable n'y eust pas duré... Dix et huict en furent pouacres (*gâteux*), et plus de vingt et sept en eurent la *vérole*..... » (Rabelais, (*Pantagr.*, l. II, ch. XVI.)

maintenant les monuments littéraires où nous trouve-
rons les détails donnés avec plus ou moins de préci-
sion scientifique.

Les livres anciens de l'Inde qui sont parvenus jusqu'à nous, portent le nom de *Védas*[1]. Tous ces Védas,
la Bible des Hindous, contiennent : les uns, des poésies
séculaires ; les autres, des faits historiques, des préceptes, des traditions religieuses, etc. Un seul est
exclusivement consacré aux sciences médicales : c'est
même un véritable traité de médecine que le Dr Hessler,
d'Erlangen, a traduit en latin[2]. Ce livre, l'*Ayurvéda*,
renferme plusieurs passages assez curieux que nous
examinerons bientôt.

Le titre porte : Ayurvéda. *Préceptes médicaux du
vénérable D'Hanvantari ; leçons recueilies par son élève
Susruta.* D'après Liélard[3], ce D'Hanvantari était le
dieu de la médecine dans l'Inde, personnalité analogue
à celle du centaure Chiron chez les Grecs. Cet auteur
fait remonter l'origine de l'Ayurvéda au commencement de notre ère. Hessler n'est pas tout à fait du
même avis : il assigne à l'apparition de ce livre une
date plus éloignée encore, bien qu'il reconnaisse qu'il
serait difficile d'en fixer l'année exacte. Toutefois il
fait valoir d'assez bonnes raisons en faveur de son
opinion. Il est dit à plusieurs reprises, dans l'Ayur-

1. Cf. Baudry (Frédéric), *Etude sur les Védas*, Paris, 1855 ; —
Royle, *An essay on the Antiquity of the Hindoo medicine...*,
London (*Essai sur l'antiquité de la médecine chez les Hindous...*,
Londres), 1857.

2. Ayurvedas, *id est medicinæ Systema a venerabili D'Han-
vantare demonstratum, a Susruta discipulo compositum....* Er-
langæ, 1844-1850.

3. *Lettres historiques sur la médecine chez les Hindous.* Paris,
1863.

véda, que Susruta est le fils du roi Visvamitra, dont le Rigvéda fait déjà mention ; et il est prouvé, par les anciennes traditions hindoues, que Visvamitra vécut à l'époque très reculée des héros de l'Inde. Or les temps héroïques de l'Inde comprennent une période fort longue, « et, dit Hessler, le début de cette période se perd dans la nuit des temps ; mais nous savons qu'elle se termine 1000 ans environ avant la naissance du Christ[1]. » Hessler en conclut forcément que l'Ayur-véda date au moins de 3000 ans, car, ajoute-t-il, « le nom de Susruta était célèbre chez les Hindous bien des siècles avant notre ère : voilà ce que l'on peut affirmer[2]. » Enfin disons, pour terminer, que l'Ayurvéda fait partie lui-même de l'*At'harvavéda*, dont l'antiquité n'est pas douteuse. Comme, en fait d'antiquité, quelques années de plus ou de moins avant Jésus-Christ importent peu, laissons cette question d'origine et analysons les passages de l'Ayurvéda qui ont trait aux maladies des organes génitaux. Pour faciliter l'intelligence du texte, nous donnerons, comme pour les versets de la Bible, le français en regard du latin, tout en accompagnant ces morceaux détachés de nos réflexions personnelles chaque fois que nous le jugerons nécessaire.

Sous la rubrique *Sutrast'hâna* (généralités), nous relevons au chapitre XXI, qui traite des ulcères, les phrases suivantes :

1. « Incipit enim illud ævum inde ab infinito temporis spatio et usque ad annum circiter millesimum ante Christum natum procedit. »
2. « Susruta nomen apud Hindos floruisse multis jam sæculis ante nostram aeram ; quæ conclusio certe potest probari. »

Sic irritati humores morbos generant. Abdomen aggressi, urinæ difficultates..., gonorrhæam ; penem aggressi, perversam expansionem, morbos venereos, seminis virilis vitia et ceteros morbos....

Ainsi les humeurs échauffées engendrent des maladies. Lorsque ces humeurs s'attaquent à l'abdomen, ce sont des difficultés pour uriner..., de la gonorrhée ; si elles s'attaquent à la *verge*, elles amènent des troubles dans le fonctionnement de l'organe, des *maladies vénériennes*, une altération de la semence, etc.

Le texte est précis : il distingue la blennorrhagie et les troubles urinaires des maladies vénériennes, et le titre indique que tout cela aboutit à des ulcérations.

... anum aggressi, fistulas; hæmorrhoïdes et ceteros morbos; testiculos aggressi, intumescentias...

... si c'est à l'anus, fistules, hémorrhoïdes et *autres affections*; si c'est au *testicule*, ce sera des *tumeurs*...

Ce passage est beaucoup plus vague, et on ne peut rien en déduire de concluant; mais il fait nombre avec la citation suivante :

... telam cellulosam aggressi, tubercula, tumores, insensibiles intumescentias, colli glandularum tumores, ophthalmias et ceteros...

... si c'est au tissu cellulaire, il se produit des tubercules, des *grosseurs*, des *tumeurs insensibles*, des *ganglions cervicaux*, des *ophthalmies*, etc.

Voilà des humeurs bien voyageuses, et il ne faudrait pas se laisser tenter beaucoup pour voir dans tout ce paragraphe une collection d'accidents qu'on peut résumer ainsi : blennorrhagie, cystite; fistules, tumeurs à l'anus, orchites (épididymite blennorrhagique, tuberculeuse ou syphilitique); gommes de la peau;

ganglions indolents, au cou ou ailleurs, conjonctivite,
iritis, etc. Le paragraphe se termine par une description sommaire de manifestations du côté de la *peau*,
des *muscles*, des *os* et des *pieds*, ce qui ne porte guère
à exclure l'idée de syphilis.

Nous passons maintenant à l'article le plus important, intitulé *Nidanast'hana*, c'est-à-dire *Pathologie*,
où les maladies sont décrites séparément. Examinons
d'abord le chapitre II qui traite de la *pathologie des
hémorrhoïdes*. Comme on pourra le voir, le mot
qu'Hessler a traduit par *hæmorrhoïdes*, veut plutôt
dire excroissances, tumeurs sèches ou humides, puisque l'auteur hindou les signale dans toutes les régions
du corps. Il commence par expliquer qu'elles sont
engendrées, soit par une mauvaise alimentation (*per-
versis alimentis*), soit par le contact des femmes, le
coït (*cum mulieribus coïtione*), etc. ; et, ce qui prouve
mieux que tous les raisonnements du monde qu'il ne
s'agit pas de l'hémorrhoïde vulgaire que les constipés
ne connaissent que trop, c'est que Susruta en décrit
au pénis, aux bourses et à la vulve par le mécanisme
suivant :

Humorum vitia penem ag-gressa, carnem et sanguinem vitianda, pruritum generant; illic ob pruritum ulcus oritur; in hoc ulcere carunculæ, a vitiata carne ortæ, puru-lento sanguine fluentes, oriun-tur ad pubem, in medio aut superne...	Lorsque les humeurs cor-rompues s'attaquent à la *verge*, elles *vicient* la chair et le sang, et engendrent d'abord le prurit; de ce pru-rit naît un *ulcère*; au milieu de cet ulcère viennent des *excroissances* produites par la chair corrompue, et laissant écouler une *sanie purulente*. Ces productions se retrou-vent au *pubis*, soit vers la li-gne médiane, soit au-dessus...

Il est impossible de voir dans cette description soit des chancres simples ou même phagédéniques, lesquels, comme nous le savons, détruisent plus ou moins, avec ou sans décollement de la peau, mais ne s'accompagnent jamais de ces *excroissances* à suppuration sanieuse : ce qui les caractérise, au contraire, c'est la perte de substance. Mais continuons.

<table>
<tr><td>

... testes et vulvam aggressa, mollia, male olentia purulento sanguine fluentia et fungosa excrescentia generant. Hæc sursum profecta, in auribus, oculis, naso et ore hæmorrhoïdes producunt;... in ore, gutture, labiis aut palatio...

</td><td>

... si ces humeurs s'attaquent aux *testicules* ou à la *vulve*, elles y produisent des *excroissances* fongueuses, molles, *sentant mauvais*, et laissant écouler de la sanie purulente. Si ces productions morbides se manifestent dans les *régions supérieures*, elles se traduisent par des grosseurs en forme d'hémorrhoïdes aux *oreilles*, au *nez* et dans la bouche, ... dans la bouche, la *gorge*, aux *lèvres* ou au *palais*...

</td></tr>
</table>

Ne croirait-on pas lire un résumé des accidents de la période secondaire? Quelles sont ces *humeurs corrompues* sinon un virus qui part du pénis où il se révèle tout d'abord par une *démangeaison locale*? On gratte, voici l'ulcère (chancre infectant); puis, sur place, plaques muqueuses plus ou moins saillantes. A partir de ce moment-là, des syphilides papulo-hypertrophiques se montrent à la région pubienne ou sur la peau des bourses. Si c'est chez la femme, ces mêmes syphilides siègent surtout à la vulve où elles sont symétriques et juxtaposées : elles laissent écouler un ichor fétide; il en est de même des syphilides du scrotum chez l'homme où il y a aussi juxtaposition. Remarquons que l'auteur, qui a bien vu que les syphilides du pubis étaient presque sèches, ne dit pas qu'elles sentent mauvais. Voilà pour la région génitale. Maintenant nous allons voir la maladie, devenue constitutionnelle, retentir du côté de la région céphalique. Ce sont des otites externes, des plaques muqueuses des narines, des lèvres, de la bouche et du palais; de l'angine syphilitique; et plus tard des accidents tertiaires compris probablement par l'auteur dans ces lésions du nez et du palais, car il revient à deux reprises différentes sur les affections de la bouche. M. Proust, qui a écrit dans le *Traité de pathologie externe* de Follin [1] un article intéressant sur la syphilis, aurait peut-être mieux fait d'analyser ce chapitre de la *Nidanast'hana*, plutôt que de s'en tenir à un passage de la *Chikitsitast'hána* (thérapeutique) concernant le bubon suppuré, ce qui n'apportait aucun argument en faveur de la thèse qu'il voulait défendre.

Nous croyons inutile de démontrer au lecteur, qui vient de lire ce qui précède, que le mot *hæmorrhoïdes* ne peut être traduit que par la périphase : *grosseurs en forme d'hémorrhoïdes*. Toutefois nous dirons que c'était bien l'avis du traducteur de l'Ayurvéda, car nous relevons la note suivante relative aux extraits du deuxième chapitre que nous venons de donner : « Il est hors de doute que les accidents décrits dans ces deux passages sont de nature virulente, et, selon toute vraisemblance, s'appliquent bien mieux à des affections *vénériennes* et notamment à des ulcères *syphilitiques*, qu'à des hémorrhoïdes proprement dites [2]. »

1. Paris, 1874.
2. « Duobus in his locis haud est dubium, quin morbosa

Nous ferons une observation analogue pour le chapitre V qui traite de la *lèpre*, dit le titre. Comme nous l'avons déjà fait remarquer à propos des Hébreux, ce mot était un terme vague, bien commode pour désigner un groupe de manifestations morbides, connues des anciens, mais que ceux-ci ne savaient à quoi rattacher. Il manquait la clef de voûte de cet édifice pathologique ; et cette clef de voûte, c'était le virus, qu'ils n'ont fait qu'entrevoir. Au reste, le lecteur pourra juger, d'après le texte, si les accidents décrits se rapportent uniquement à une affection de la peau et à des désordres extérieurs.

Nasi devastatio, oculorum pigmentum, in ulcere vermium ortus fieri potest et vocis suppressio in lepris ossa et medullam aggressis.	Les *ravages* produits dans le *nez*, les taches de l'œil, les vers naissant sur place dans les *ulcères*, l'*aphonie*, voilà ce que l'on peut rencontrer dans la lèpre qui s'est attaquée aux *os* et à la moelle.
. . . .	. . . .
Quæ feminarum et marium, lepræ vitio in sanguine et semine virili vitiatorum, progenies ab ipsis orta est, ea etiam cognoscenda est leprosa.	Lorsque hommes et femmes sont contaminés, que le principe morbide de la lèpre a pénétré dans le *sang* et altéré la *semence virile*, on doit savoir que leur *progéniture* est également *atteinte* de cette maladie.

Pour bien des auteurs, la lèpre proprement dite ne serait pas héréditaire ; pour d'autres, elle serait héréditaire, mais non contagieuse. Sans entrer dans des discussions interminables, nous nous bornerons à

symptomata describantur, quæ magis ad morbos venereos et ulcera syphilitica, quam ad hæmorrhoïdes pertinere videantur. »

constater que, dans le passage ci-dessus, l'hérédité de la maladie est parfaitement signalée.

. . . .

A Brahmæ uxoris vigiliarum cæde, securi capturis et cet. facinoribus dicunt lepræ, peccato et morbo præditæ, originem.	On dit que la lèpre, *maladie* et signe de *péché*, tire son origine des horribles mystères nocturnes de la femme de Brahma, de ses trafics honteux et autres forfaits dignes de la hache.

Le fait à retenir, dans cette légende, c'est que la maladie est née au sein de la débauche; mais quel latin! cette phrase est presque un rébus.

. . . .

Copulatione, corporis contactu,... communi cubitu,... dæmoniaci morbi ab homine ad hominem transgrediuntur.	Le *coït*, le *contact du corps*,... *un même lit*,... telles sont les causes qui ont fait passer ces maux diaboliques d'un être humain à son semblable.

Voilà qui prouve surabondamment que la maladie était contagieuse. Le mot sanscrit qu'Hessler a traduit par « lepræ » est *Kákanácae*.

Au chapitre XII, l'auteur annonce qu'il va s'occuper, entre autres choses, des gonflements du testicule, et ensuite des maladies vénériennes. Alors commence une phrase à perte de vue dont nous ne donnerons que quelques passages avec la traduction littérale [1].

. . . .

Deinceps, post nimium coïtum aut nimiam castimo-	Ensuite, après des excès de coït ou une trop grande

____

1. Voir, par comparaison, au chap. V, le début de l'ouvrage d'Hoang-ty.

niam (*brahmacharya*), porro post viri, feminam castam (*brahmacharini*), diu desertam, menstruantem,... vulvâ impuris aquis elotâ aut illotâ præditam, vulvæ morbis affectam, sponte corruptâ vulvâ præditam aut orbatam ultra modum venerantis,... in coïtûs fine,... penem aggressa irritata humorum vitia, in vulnerato aut non vulnerato homine, tumorem procreant, quem morbum venereum appellant.

continence, longtemps après, on peut avoir affaire à une femme chaste, qui n'ait pas eu de rapports sexuels depuis longtemps, ayant ses règles, ...dont la vulve soit ou ne soit pas baignée par des *sécrétions malsaines*, ou devenue le siège de maladies; si ce même homme rend un culte exagéré à ladite femme, que la vulve de celle-ci soit ou ne soit pas devenue tout à coup un *foyer de corruption*,... il peut arriver que les humeurs malsaines, engendrées à la fin du coït, ...s'attaquent au pénis, et, que cet homme se soit écorché ou non, qu'elles engendrent le *bouton* qu'on appelle *mal vénérien*.

Ouf! et encore nous avons laissé de côté les détails inutiles de cette phrase diffuse! Les anciens Hindous avaient donc remarqué que les boutons vénériens qu'ils appelaient *upadansa* d'une manière générale, se rencontraient chez les gens adonnés aux excès sexuels, et qu'on pouvait les contracter avec des femmes n'ayant aucun mal apparent. C'est ce que nous voyons de nos jours : les accidents ne sautent pas toujours aux yeux; une femme peut servir d'agent de transmission, c'est-à-dire recéler le virus d'un syphilitique, avoir le temps de le transmettre à un ou plusieurs autres avant ses ablutions, et ne pas être contaminée elle-même. L'auteur explique ensuite que les accidents vénériens doivent leur variété aux différentes espèces d'humeurs :

et, — toujours d'après sa théorie, — quand toutes les humeurs agissent en même temps, on observe des plaies de la verge (*dilaceratio penis*) où les vers se mettent, et pouvant entraîner la mort. Cette description paraît se rapporter surtout au chancre phagédénique.

Dans le chapitre suivant (XIII), l'auteur annonce qu'il va s'occuper des maladies qu'il appelle *roga*, littéralement : *petites*. Hessler prévient qu'il a traduit ce mot par *honteuses*, étant donné le siège et la nature des accidents signalés. Le traducteur a eu raison, car, ainsi qu'on pourra le voir, il s'agit réellement là d'affections vénériennes, syphilitiques pour la plupart, et que l'auteur considérait comme étant de peu d'importance, à côté des chancres phagédéniques, souvent mortels, qu'il venait de décrire dans le chapitre précédent.

Breviter quatuor et quadraginta turpes morbi sunt : ..... ulcus rotundum (*vivrita*), testitudinata pustula (*kachch'hapiká*), ...lapidi simile tuber (*páschánagardab'ha*), ...deformis unguis, pustula in capite, bubo (*vidárilá*), ...pedum dilaceratio, alopecia, juvenum papula, ... ani præclusio...	Les maladies honteuses sont au nombre de quarante-quatre : ... l'ulcère rond, — pas celui de l'estomac, — ... la *pustule* saillante (en forme de voûte),... l'excroissance semblable à de la pierre,... les altérations des *ongles*, les *pustules* à la tête, le bubon,... les ulcérations des pieds, l'*alopécie*, la *papule des jeunes gens*,... le rétrécissement de l'anus, etc.

Voici venir les syphilides ~~pulmonaires~~ *palmaires* et plantaires, les exostoses et les gommes ulcérées :

In planta et palma, in articulatione, in cervice supra claviculas, nodus formicete	A la *plante des pieds* et à la *paume de la main*, sur les jointures, au cou par-dessus

similis tarde colligitur, ulceribus pro dolore, madore et æstu prurientibus oblectus.

les *clavicules*, apparaissent tardivement des *nodosités* analogues à l'éléphantiasis, et recouvertes d'*ulcères* qui sont le siège de démangeaisons douloureuses dues à l'inflammation et à la suppuration.

. . . .

Circa aures undique et in dorso congestus et terribilis morbus existit, Nymphææ bulbæ instar.

. . . .

Tout autour des oreilles ou dans le dos s'accumulent les manifestations d'un *mal terrible*, semblables à des bulbes de nénuphar.

Ce mal semait l'épouvante, tout comme au xve siècle de notre ère.

Læsione corruptus qui unguis asper, niger et calidus fit, hunc deformem unguem sciat medicus nobilem esse cognominatum.

L'ongle malade qui devient raboteux, noir et chaud, cet ongle difforme, que le médecin sache qu'on l'appelle l'*ongle noble*.

Y a-t-il là une ironie cachée, et s'agit-il de l'onyxis syphilitique? C'est présumable, étant donnée la nature du mal décrit dans ce chapitre. Après avoir signalé les bubons axillaires et inguinaux symptomatiques d' « humeurs corrompues », l'auteur parle d'une lésion où l'on est bien tenté de voir des plaques syphilitiques interdigitales.

Madidis digitorum intervallis affectos pedes pruritu, æstu et dolore vexatos ex corruptæ carnis contractu, tanquam intumescentiam ele-

Lorsque les *espaces interdigitaux des pieds* seront le siège de démangeaisons avec suintement, d'inflammation avec cuisson, que les tissus

phantiacam medicus demonstret.

. . . .

Hæc alopecia, calvitium, morbo etiam efficitur.

. . . .

.... A phlegmate, aere et sanguine oriuntur papulæ juvenum in vultu quæ os contaminant.

. . . .

altérés présenteront une certaine induration, le médecin dira que ces lésions sont analogues aux tuméfactions de l'éléphantiasis.

. . . .

La maladie entraîne même l'*alopécie*, la calvitie.

. . . .

... La pituite, l'air, le sang font sortir les *papules des jeunes gens*, lesquelles se montrent sur le visage et finissent par attaquer la *bouche*.

. . . .

Remarquons que Susruta décrit tous ces phénomènes comme appartenant à un mal généralisé. Il termine ce chapitre par une description du phimosis.

L'alopécie coïncidant avec des plaques interdigitales des pieds, des papules de la face et des plaques de la bouche, impose le diagnostic moderne : *accidents secondaires*; et, comme l'auteur fait remarquer à plusieurs reprises l'analogie qui existe entre ces symptômes et l'éléphantiasis, on ne nous dira pas que c'était cette dernière maladie. Aussi le traducteur ne peut-il s'empêcher de s'écrier [1] : « Que la maladie vénérienne est donc vieille! et comme cette vétusté réduit bien à néant toute opinion tendant à assigner à son origine une date plus récente : voilà qui est clair même pour un aveugle! [2] » — Dont acte.

1. Notes du chap. xii (Nidanast'hâna).
2. « Quam vetus igitur sit venereus morbus, et quam valde hæc vetustas recentiorem hujus morbi historiam destruat : id apparet etiam cæco! »

Il existe encore un autre ouvrage hindou traitant de choses médicales, mais d'une manière incidente. Le Dr Michéa [1], dans un article intéressant *sur l'état de la médecine chez les anciens Indous*, nous donne quelques extraits de cet autre livre, le *Sacteya Grantham*, attribué à Dhanvantari lui-même, et où l'Esculape de l'Inde décrit neuf espèces de varioles dont trois sont déclarées incurables. Bien que les passages que nous allons rapporter n'aient rien à voir avec la syphilis, nous croyons toutefois pouvoir les citer, car bon nombre de gens, même parmi les médecins, ignorent que la vaccine, entre autres choses, était connue dans l'Inde quelques milliers d'années avant le Messie. Or, le texte sanscrit dit positivement :

Prenez du fluide des pustules du pis d'une vache, ou bien du bras, entre l'épaule et le coude d'un être humain ; recueillez-le sur la pointe d'une lancette, et introduisez-le dans le bras au même endroit, en mêlant le fluide avec le sang ; la fièvre de la variole (*Bhadvidaé*) sera produite.

Cette maladie sera alors très douce, comme l'animal dont elle sort ; elle ne doit inspirer aucune crainte, et n'exige point de remèdes : on peut accorder au patient le régime qu'il désire.

On peut se borner à une seule piqûre ou en pratiquer jusqu'à six. La pustule est parfaite quand elle est d'une bonne couleur, remplie d'un liquide clair, et environnée d'un cercle rouge. Il y a une fièvre légère d'un, deux ou trois jours ; quelquefois un léger accès de froid, un gonflement sous l'aisselle et d'autres symptômes, mais tous d'une nature bénigne et sans danger.

Cette révélation n'enlève rien au mérite de Jenner, car l'Europe a ignoré longtemps les découvertes de l'Asie. De même le moine Schwartz, qui inventa la

1. *Union médicale*, 1847.

poudre au moyen âge, n'est nullement amoindri à nos yeux pour avoir été devancé par les Chinois : en effet, je me demande où en serait l'artillerie des Européens s'il leur avait fallu attendre qu'ils eussent des relations diplomatiques avec la cour de Pékin pour connaître l'usage des explosifs.

Le livre sacré de Dhanvantari nous apprend aussi que les Hindous connaissaient les préparations mercurielles (cinabre en fumigations; protochlorure et bichlorure d'hydrargyre avec sucre et poivre, etc., en pilules); la fumée du *datura stramonium* contre l'asthme; la noix vomique contre la paralysie; l'écorce de racine de grenadier contre le ténia, etc.

Enfin, si nous en croyons Klein, qui a consacré un ouvrage aux *moyens thérapeutiques employés dans les Indes orientales contre la maladie vénérienne* [1], les Annales malabares parlent des médecins Sangarasiar et Alessianambi comme ayant fait mention de la syphilis. Ces médecins, qui vivaient vers l'an 1000, soignaient par le mercure.

La cause est entendue.

1. F. G. Klein, *De morbi venerei curatione in India orientali usitata*, 1795.

X

ΣΥΚΟΝ

LA SYPHILIS CHEZ LES GRECS
AVANT ET APRÈS J.-C.

Comme l'Inde, la Grèce antiqne eut sa légende relativement à l'origine des affections vénériennes. Mais
ici ce n'est plus Çiva, c'est Priape qui en est le héros.

D'après la fable, Priapé était le fils de Vénus et de
Bacchus. Aphrodite, comme l'appelaient les Grecs,
n'avait pu rester insensible à la gloire de Bacchus,
revenant triomphant de l'Inde. La conséquence de ce

1. « Many arguments might be adduced to show that it was
well known in the old continent, and that it prevailed among
the Jews, Greeks and Romans and their descendants, long
before the discovery of America. » (*A treatise on gonorrhœa
virulenta and lues venerea.* Edinburg, 1793.—*Traité de la gonorrhée virulente et de la maladie vénérienne.* Edimbourg.)

faible de Vénus pour le panache, fut Priape que Junon, dans un accès de jalousie, fit naître avec un membre énorme. Les uns disent que Priape naquit à Lampsaque ; d'autres qu'il y fut seulement élevé ; mais peu importe. Toujours est-il que ce dieu y resta assez longtemps pour devenir le coq de l'endroit, et même un coq infatigable, au grand mécontentement des maris qui le chassèrent. Priape exerça contre eux une vengeance analogue à celle de Çiva contre les Hindous, et, dit Natalis Comes, « une *maladie terrible* se greffa sur les organes génitaux des habitants de Lampsaque. »

... Lampsacenos gravissimus pudendorum membrorum morbus invasuisset... [1].

Les malheureux malades rappelèrent Priape pour qu'il los guérît, et instituèrent des fêtes en son honneur : ces fêtes consistèrent en débauches de toutes sortes. Nous verrons bientôt que le culte de Priape passa plus tard à Rome.

Le même Natalis Comes rapporte une autre histoire relative aux Athéniens. Ceux-ci, paraît-il, n'ayant pas reçu en grande pompe, comme c'était l'usage, les images de Bacchus, dont Pégase voulait importer le culte dans l'Attique, « le dieu indigné lança sur les parties génitales des hommes un *mal terrible.* »

.... deus indignatus pudenda hominum morbo infestavit, qui erat illis gravissimus....

1. Natalis Comitis *Mythologiæ*, sive explicationis fabularum libri X, Francofurti (*Mythologie* en 10 livres, ou explication des fables, Francfort, 1588).

Ils ne purent guérir qu'en recevant le dieu avec les honneurs qui lui étaient dus [1].

Le fait important à retenir de toutes ces légendes, c'est que chez les Grecs comme chez les Hindous, les Juifs, les Chinois, etc., l'origine des affections vénériennes remonte à une époque que déjà, deux ou trois mille ans avant le Christ, ils ne pouvaient préciser eux-mêmes. On voit bien néanmoins que, chez tous les peuples de l'antiquité, ces maladies étranges pour eux et souvent terribles, reconnaissaient toujours pour cause primordiale les orgies et les débauches déguisées sous le nom de fêtes en l'honneur de Vénus Aphrodite, Bacchus, Baal Péor, Çiva, Phallus, Priape, etc. Les anciens avaient donc des affections contagieuses difficiles à guérir; et, dans leur simplicité, ils s'adressaient aux divinités de leur pays et de leur époque. Voilà pourquoi certains temples étaient des lieux de débauche le soir, et de véritables *dispensaires* le matin.

Tels sont les renseignements nécessairement fort vagues que nous fournit la fable grecque : nous allons étudier maintenant les documents scientifiques et littéraires qui sont plus précis et complètent les autres. Parmi ces écrits brillent au premier rang les ouvrages d'Hippocrate et de Galien, qui firent école en Europe à six cents ans d'intervalle. Les preuves tirées des livres anciens que nous avons données jusqu'ici ne seront qu'à moitié contestées, nous le savons bien. En effet, parmi les adversaires de l'idée que nous défendons, voire les plus acharnés, la plu-

1. Aristophane, poète comique qui vivait vers l'an 400 avant J.-C., dit, dans une de ses pièces, que Bacchus « guérit les Athéniens d'une maladie très grave des parties sacrées. »

part admettent, sans trop récriminer, l'antiquité de la syphilis en Afrique et en Asie. C'est une concession faite à l'évidence et on doit leur en savoir gré. Astruc lui-même, poussé dans ses derniers retranchements, laissait entendre que la chose n'était pas impossible. Mais du moment où il s'agit d'une nation d'Europe, oh! alors, le débat recommence sur nouveaux frais, et l'on se heurte à des inflexibles. Est-il admissible que, étant données les guerres que les Grecs eurent à soutenir contre les Perses, les expéditions d'Alexandre jusque dans l'Inde, les guerres puniques, etc., est-il possible, dirai-je même, que la syphilis ait été arrêtée jusqu'au xve siècle par le Bosphore de Thrace ou le détroit de Gibraltar? Non, n'est-ce pas? eh bien, jusqu'à présent, les contradicteurs ne se sont pas encore rendus. Le lecteur comprendra donc pourquoi nous épluchons les auteurs grecs et latins, et peut-être nous pardonnera-t-il si nous levons un coin du voile qui cache les turpitudes romaines, pour chercher dans ce fumier nauséabond la perle qui puisse triompher des résistances, c'est-à-dire la vérité scientifique!

Les œuvres d'Hippocrate, écrites soit par lui, soit par ses élèves, ont été composées vers le milieu du ve siècle avant Jésus-Christ, puisque le Père de la médecine exerçait à Cos en l'an 460 avant notre ère. On ne trouve, dans ce monument scientifique, aucune description de la syphilis dans le sens strict du mot, mais il existe, pour qui veut les voir, une foule d'allusions que Littré considère comme très suffisantes. Follin nous donne [1], par la plume de M. Proust, la

____

1. *Traité élément. de patholog. ext.*, t. I, art. iii. Paris, 1874.

raison de ce silence apparent d'Hippocrate concernant la syphilis. « Ces médecins, dit-il, qui exerçaient leur art dans la Grèce, à Rome ou à Alexandrie, étaient plus que nous dans des conditions propres à leur faire méconnaître les rapports des accidents locaux avec les accidents généraux de la syphilis. En effet, ils vivaient dans un climat et dans des habitudes domestiques très favorables à la guérison spontanée de la syphilis. On sait, en effet, que la vérole guérit beaucoup mieux dans les températures élevées que dans les températures basses..... L'usage fréquent des bains chez les Orientaux et les Romains ajoutait encore à cette heureuse influence de la température....

« En résumé, si les médecins anciens n'ont pas vu, comme nous, les symptômes de la syphilis constitutionnelle, c'est que ces symptômes, considérablement atténués par l'influence du climat, n'appelaient point fatalement l'attention sur l'origine de la maladie. Du reste, on oublie peut-être trop que la syphilis, dans notre climat, guérit aussi assez souvent par l'hygiène et le régime. »

Certains auteurs admettent, en effet, que les descriptions données par les médecins de l'antiquité se rapportent, à la rigueur, aux accidents locaux primitifs de la syphilis ; mais, pour eux, les accidents secondaires, même locaux, n'ont jamais existé. Les manifestations cutanées doivent être attribuées à tout ce qu'on voudra, la lèpre, par exemple, et non à la syphilis constitutionnelle. Telle est la base de leur raisonnement. Aussi, sont-ils fiers de pouvoir dire : « Vous voyez qu'Hippocrate n'en parle pas! Si la syphilis avait été connue des anciens, elle n'aurait pas échappé à un observateur tel que lui. » Sans nous inquiéter de ces contradictions de parti pris, cherchons nous-même les passages d'Hippocrate où sont notées les affections des organes génitaux : peu nous importe que l'auteur n'en mentionne pas la cause et l'origine, si les descriptions concordent avec ce que nous savons des manifestations modernes de la syphilis.

Ces descriptions sont disséminées un peu partout, mais elles acquièrent une valeur par leur ensemble, sans qu'il soit besoin, ainsi qu'on l'a déjà dit, de *torturer* le texte grec [1].

Dans le chapitre des *Aphorismes* (sect. III, § 21), nous relevons le passage suivant :

En été règnent.... des *ophthalmies*, des douleurs d'oreilles, des *ulcérations de la bouche* (στομάτων ἑλκώσιες), et des *pourritures des parties génitales* (σηπεδόνες αἰδοίων).

Il est évident que les ulcérations de la bouche, prises en elles-mêmes, ne suffisent pas à évoquer l'idée de syphilis; mais ici leur coïncidence avec les ophthalmies et les plaies génitales donne sérieusement à penser. Nous ferons les mêmes réflexions relativement au § 14 du chapitre des *Humeurs* :

1. Prosper Yvaren, dans les notes de sa traduction en vers français du poème de Fracastor, dit que « ce n'est qu'en forçant le sens des mots, en étirant les membres d'une phrase sur le lit procustien de l'interprétation, en torturant les textes, en les isolant du milieu où ils se trouvent placés, que l'on parvient à créer une sorte de maladie imaginaire et fantastique offrant quelque analogie avec la syphilis. » Tout cela est peut-être joli comme métaphore, mais, en bon français, cela s'appelle patauger. Si les textes que nous avons cités jusqu'ici peuvent paraître obscurs, les lésions osseuses que nous avons montrées chez l'homme préhistorique ne le sont pas, et on verra bientôt si les descriptions de Celse et les plaisanteries des satiriques latins ont trait à une maladie fictive.

Sous l'influence des vents du Midi, il survient des *ulcères humides* (ἕλκεα μαδαρὰ), surtout à la *bouche* et aux *parties génitales* (μάλιστα στόμα, αἰδοῖον).

Dans le Traité intitulé *de la Nature de la femme*, nous trouvons quelques phrases assez vagues qui ne peuvent être considérées que comme appoint. Le § 60 commence ainsi :

Si les parties génitales sont aphtheuses....

Sous le nom d'*aphthes*, les anciens désignaient des ulcères peu étendus et superficiels ou des pustules : il est évident que cette expression ne devait pas se rapporter exclusivement aux syphilides ulcéreuses. Hippocrate y revient plusieurs fois. Plus loin nous lisons :

§ 65. Si de la mauvaise odeur (δυσοδμίη) survient aux parties génitales, s'il s'y forme une végétation (κίων), et qu'il y ait douleur....

S'agit-il là de la fétidité des plaques muqueuses vulvaires, lesquelles seraient désignées par le mot κίων, qui veut dire *élevure, saillie*? C'est possible, mais ce n'est pas certain. Nous ignorons de même la nature de ces ulcères de la vulve qui portaient les femmes à se gratter :

§ 66. Si des ulcères (ἕλκεα) se forment dans les parties génitales et qu'il y ait démangeaison....

Néanmoins il fallait compter avec ces affections qui ne guérissaient pas toujours vite, car l'auteur en parle à plusieurs reprises, et conseille une certaine quantité de topiques et de liniments comme traitement local. Disons en passant que les Grecs, par le mot ἄνθραξ,

que nous allons bientôt rencontrer, ne comprenaient
pas l'*anthrax* moderne, c'est-à-dire le groupe de
furoncles que nous connaissons : par cette expression,
les écrivains des premiers siècles voulaient désigner
le chancre en général et surtout le chancre rongeur.
Dans un autre ordre d'idées, ce mot voulait dire aussi
charbon : remarquons que les auteurs du moyen âge
emploient couramment le mot *carbunculus* (petit
charbon) pour dénommer les ulcérations chancreuses
des parties génitales.

Astruc a prétendu qu'on n'avait jamais rapporté un
passage entier d'Hippocrate. « On tiraille, dit-il, quelques lambeaux de phrases épars et on les colle bout à
bout. » Nous rapporterons ici *in extenso* le paragraphe
tant de fois cité du troisième livre des *Épidémies*, la
quatrième constitution : le lecteur pourra juger par
lui-même si l'assertion d'Astruc est fondée. Dans tout
ce troisième livre, Hipocrate parle de choses qui n'ont
aucun rapport avec le passage en question : l'auteur
a l'air d'ouvrir une parenthèse pour signaler une
affection qui l'a frappé, entre autres choses, et dont
il décrit les symptômes dans un seul et même paragraphe.

Beaucoup eurent des aphthes et des *ulcérations de la
bouche* (στόματα ἑλκώδεα). *Fluxions* fréquentes sur les *parties
génitales*, *ulcérations* (ἑλκώματα), *tumeurs* (φύματα) au dedans
et au dehors; gonflement dans les aines. *Ophthalmies* humides, longues et douloureuses; *carnosités* aux paupières, en
dedans et en dehors, qui firent perdre la vue à beaucoup
de personnes et que l'on nomme des *fics* (σῦκα). Les autres
plaies et les parties génitales étaient aussi le siège de beaucoup de *fongosités*. Dans l'été, on vit un grand nombre
d'*anthrax* et d'autres affections qu'on appelle septiques; des
éruptions pustuleuses (ἐκθύματα) étendues; chez beaucoup,
de grandes éruptions vésiculeuses (ἕρπητες).

Cette maladie prit donc le caractère épidémique à cette époque comme en 1494. Pour Astruc, c'est la *peste*, dénomination aussi commode que celle de *lèpre* ou de *gale*, dont on a tant abusé au moyen âge. Nous verrons bientôt que la peste d'Athènes qu'ont décrite Thucydide et Lucrèce, a été, tout comme la peste d'Égypte, une épidémie au caractère vénérien, et où la syphilis fut loin de jouer un rôle effacé.

Mais pourquoi Hippocrate ne lui a-t-il pas donné un nom ? Toujours la même objection soulevée depuis quatre siècles ! Combien de fois faudra-t-il répéter que le médecin de Cos a décrit des symptômes, ce qui est déjà beau pour son époque ? Niera-t-on l'existence, dans l'antiquité, d'une foule de maladies dont il n'a pas été le parrain ? Parce qu'il a décrit la fièvre intermittente sans parler du miasme paludéen, dira-t-on que l'apparition de la malaria date du xixe siècle ? Et l'intoxication saturnine, où il n'a vu qu'une colique ? croyez-vous qu'on ne travaillait pas le plomb chez les anciens Grecs ? En donnant les symptômes de la fièvre typhoïde[1], a-t-il soupçonné le processus inflammatoire

---

1. Nous savons que Littré a dit que bien des observations, considérées avant lui comme relatives à la fièvre typhoïde, n'étaient que des fièvres pseudo-continues à type rémittent. D'accord ; mais on en trouve plus d'une qu'on est bien forcé de rapporter au typhus abdominal. Aussi, bien que ce soit un peu en dehors de notre sujet, nous ne pouvons résister à la tentation de rapporter l'observation suivante d'Hippocrate, qui fait partie de son livre des *Epidémies*. On voit facilement qu'il s'agit, bien que l'auteur ne lui donne pas de nom, d'une *fièvre continue*, ayant duré trois semaines, avec retour de la fièvre, vraisemblablement dès la première alimentation (*febris carnis*). Elle porte pour titre : SEPTIÈME MALADE. — « A Abdère, la jeune fille qui demeurait dans la Voie sacrée fut prise d'une fièvre ardente. Elle avait de la soif et de l'insomnie. Ses règles parurent à ce moment pour la première fois. — *6e jour :* beaucoup

avec ulcération des plaques de Peyer? On ne pourra cependant pas dire que la dothiénentérie n'existe que depuis les *Cliniques* de Trousseau !

Examinons maintenant Galien qui naquit à Pergame en l'an 131 après Jésus-Christ, et écrivit ses ouvrages vers la fin du IIe siècle. Comme Hippocrate, il fut entouré d'un grand nombre d'élèves, dont plusieurs devinrent ses collaborateurs. De sorte que l'œuvre galénique est, comme les gros traités de pathologie de notre époque, une sorte d'encyclopédie médicale où chacun, sous la direction plus ou moins active du maître, apporte sa pierre à l'édifice.

Dans un chapitre intitulé *les Définitions médicales* [1], l'auteur explique différentes expressions grecques dont il doit se servir fréquemment dans le cours de l'ouvrage. Nous en donnerons quelques extraits d'après une des nombreuses traductions latines qui en ont été faites. Comme dans Hippocrate, ce sont des termes assez vagues, mais dont quelques-uns avaient certainement trait à des phénomènes locaux de la syphilis.

Carbunculus est magis melancholico putrefacto sanguine tumor ulcerosus.	Le *carbunculus* est un ulcère avec tuméfaction provenant d'un sang putréfié par excès de mélancolie.

de nausées, rougeurs, frissonnements, jactitation. — *8e jour :* surdité, fièvre vive, insomnie, nausées, frissons; intelligence conservée, urines rares. — *9e jour et jours suivants :* même état; la surdité persiste. — *14e jour :* épistaxis abondante; la surdité diminua un peu. — *Les jours suivants,* nausées, surdité, délire. — *20e jour :* douleurs des pieds; la surdité et le délire cessèrent; petite épistaxis, sueur, apyrexie. — *24e jour :* retour de la fièvre, de la surdité; la douleur des pieds persiste; intelligence dérangée. — *27e jour :* sueur abondante, pas de fièvre; la surdité a disparu; la douleur des pieds persiste, mais la maladie est parfaitement jugée. »

1. *Finit. med.,* 18.

Cette définition convient parfaitement au chancre qui s'accompagne fréquemment d'œdème. Mot à mot : *petit charbon*, c'est-à-dire ulcère analogue à l'ulcère charbonneux, mais en plus petit. Ce ne peut être le cancer ulcéré, car ce dernier est bien volumineux, plus que l'ulcère charbonneux, à coup sûr, et sent horriblement mauvais, ce que Galien n'aurait pas manqué de signaler. Plus loin, l'auteur donne le nom de θύμος à des excroissances qu'on peut, en raison de leur siège, rapporter à des syphilides papulo-hypertrophiques.

Thymus asperæ carnis extuberatio est, quæ similis circa genitale ac sedem oritur.	Le *thymus* est une élevure à surface raboteuse : ces élevures, toutes semblables, se montrent aux *organes génitaux* et au pourtour de l'*anus*.

Écartons tout de suite l'idéé d'hémorrhoïdes, puisqu'on trouve ces productions ailleurs qu'à l'anus ; restent les végétations. La phrase suivante réduit cette supposition à néant, puisque les végétations sont désignées par un mot spécial, ἀκροχορδών.

Acrochordon exortus est orbicularis angustamque obtinens basim.	L'*acrochordon* fait saillie, est arrondi et présente une *base étroite*.

Tous les traducteurs sont d'accord pour voir, dans cette expression, une variété de verrue. L'auteur parle ensuite des hémorrhoïdes, dont les unes sont simples, les autres de *mauvaise nature* (*malignæ*). En dehors des syphilides anales, nous ne voyons pas à quelle affection connue pourraient se rapporter ces tumeurs hémorrhoïdales *malignes*. Rappelons-nous qu'Hessler a traduit par *hæmorrhoïdes* un mot hindou ayant le même sens.

Plus loin, dans une sorte d'*Introduction* [1], il dit que
« le *thymus*, les *callosités*, *clous*, *végétations*, etc., peuvent se rencontrer sur la peau, et, d'une façon générale, sur toutes les parties du corps. »

Cutem totiusque corporis partes exagitant acrochor-
dones, thymi, clavi, calli, etc.

Il conseille de les enlever au fer rouge ou de les
saupoudrer avec une composition métallique (ψωρικόν)
employée alors contre la gale. Les médecins de Rome
les coupaient en souriant, si nous en croyons Juvénal,
ce qui prouve d'abord le peu de gravité de ces petites
tumeurs, ensuite leur origine galante. Dans un autre
chapitre qui traite de la *composition des médicaments
selon les régions* [2], il donne des conseils « pour les
tubercules qui poussent aux organes génitaux (*ad tubercula in pudendis nascentia*). » Faisons remarquer tout
de suite que la plaque muqueuse a été désignée longtemps, entre autres noms, par ceux de *tubercule
muqueux, tubercule plat*, etc. Puis l'auteur indique la
résine comme étant très bonne pour les fissures et
rhagades des mêmes organes (*fissuras ac rimas pudendorum juvat resina*), conseille des remèdes souverains
pour les condylomes, et décrit un *psoriasis scroti*,
entendant par là une induration de la peau des bourses,
s'accompagnant parfois d'ulcères véritables. Nous
signalons ces textes sans autres commentaires, pour
éviter des redites.

Enfin, — ce qui ne manque pas d'importance, puisqu'il s'agit d'une expression passée dans plusieurs lan-

1. *Medicus seu Introduct.*, cap. XXVIII.
2. *De composit. medicament. secund. loc.*; I, 3; IX, 8.

gues modernes, — Archigènes, qui rédigea la partie de l'ouvrage de Galien intitulée *des Maladies locales* [1], parle de douleurs particulières du périoste, lesquelles, dit-il, sont si profondes et si fixes, que le malade « croit que les *os eux-mêmes* sont le siège de la douleur. »

..... ossium ipsorum veluti dolentium inducunt imaginem.

L'auteur ajoute que ces douleurs sont connues sous le nom d'*ostéocopes* (ὀστοκόποι). Nous ne perdrons pas notre temps à démontrer que les douleurs ostéocopes, spéciales aujourd'hui à la syphilis, n'étaient pas simplement rhumatismales à l'époque où vivait Galien.

Tels sont les renseignements fournis par les deux médecins grecs les plus célèbres. Il en est d'autres dont les ouvrages nous sont également parvenus, soit en partie, soit en totalité, et sont appréciés à notre époque, bien que ces auteurs n'aient pas la même notoriété qu'Hippocrate et Galien. Parmi ces médecins, il convient de citer Dioscoride, Arétée, antérieurs à Galien ; ensuite, Oribase, Aétius, Alexandre de Tralles, Paul d'Egine, etc. Ces derniers, sauf Oribase, ayant vécu dans les vi[e] et viie siècles de notre ère, seront analysés dans notre étude sur le moyen âge. Un autre médecin grec, Celse, dans les ouvrages duquel se trouvent des renseignements fort précieux, sera le premier auteur examiné dans le prochain chapitre, avec les écrivains romains. En effet, Celse, qui vivait au siècle d'Auguste, était établi à Rome, et ses œuvres sont écrites en latin.

---

1. *De locis affect.*, II, cap. viii.

Chez presque tous les médecins que nous venons de citer, on retrouve des chapitres entiers reproduits d'Hippocrate ou de Galien. Aussi, d'une manière générale, les phrases ou lambeaux de phrases concernant les maladies vénériennes sont-ils à peu près les mêmes chez tous. Les expressions chancres (ἄνθρακες, *carbunculi*), rhagades, érosions (*rimæ*), excroissances, reviennent à chaque instant ; mais, pour ne pas lasser le lecteur, nous ne donnerons que les citations les plus probantes.

Pédanius Dioscoride vivait vers l'an 60 de notre ère. On remarque, dans son traité, des passages imités d'Hippocrate ; mais on y trouve, en revanche, plus d'expressions visant les maladies vénériennes que chez le médecin de Cos. On voit que déjà ces affections étaient mieux observées ; aussi sont-elles décrites avec plus de détails. Dans le premier livre de la *matière médicale*, au chapitre xxxiv de l'édition grecque-latine [1], nous voyons Dioscoride conseiller les bains pour les *condylomes* et les *érosions de l'anus*.

Balnei... rimis sedis et condylomatis perunctione prosunt.

Au chapitre xlviii, il dit que l'huile de myrte est bonne contre les *papules* (ἐξάνθηματα), les *rhagades* et les *condylomes*.

Myrteum oleum... facit ad... papulas, rhagadas, condylomata...

Ici les papules sont groupées avec les fissures et les excroissances, et relèvent du même traitement : l'auteur a probablement vu coïncider ces diverses mani-

---

1. *De materia medica*, l. I.

festations, sans soupçonner toutefois leur parenté. Mais continuons.

CHAP. LXXXI. Thus cum lacte tritum et linamento exceptum sedis ac reliquarum partium maligna mitigat . . . .

L'encens trituré avec du lait et mis en liniment adoucit les *ulcères malins de l'anus* et des autres parties. . . . .

CHAP. LCLIV. Pix liquida... ceræ admixta vulvæ tubercula anique duritias discutit..., carbunculos et putrida ulcera marginibus circumdat. . . . .

La poix liquide mêlée avec de la cire résout les *tubercules de la vulve* et les *tumeurs dures* de l'anus, cicatrise les *chancres* et réunit les lèvres des *ulcères putrides*. . . . . .

CHAP. CXXXIV. Utiliter partes eâ (amurcâ) eluuntur in sedis, genitalium matricisque ulceribus.

Il (le marc d'huile) a une action utile sur les parties malades dans les cas d'*ulcères de l'anus*, des *organes génitaux* et de la matrice.

Tout ce qui précède peut très bien se rapporter à des chancres et des syphilides papulo-hypertrophiques et ulcéreuses : nous ne voyons même pas bien quelle autre explication on en pourrait donner sans aborder la fantaisie. Nous allons voir maintenant se dérouler toute la série des accidents secondaires et tertiaires.

CHAP. CLI. Quod e nucleis (mali punici) exprimitur, coctum mellique admixtum, ad ulcera facit et oris et genitalium et sedis, necnon ad digitorum pterygia, ulcera depascentia et quæ in carnibus luxuriantur, itemque ad au-

Le suc obtenu par expression des noyaux (de la grenade), cuit avec du miel, est bon pour les *ulcérations* de la *bouche*, des *organes génitaux* et de l'*anus*, de même que pour les *ptérygions du doigt* [1], les *ulcères rongeurs*

1. Le πτερύγιον était une excroissance qui affectait quelquefois l'œil, mais le plus souvent la matrice de l'ongle : il s'agit probablement ici d'onyxis, puisque les doigts sont désignés.

rium dolores et narium vitia, maxime vero ex acido punico sumptum.

qui pullulent *dans les chairs* ; de même les douleurs d'oreilles et les maladies des *narines* guérissent surtout par l'acide tiré de la grenade.

Là encore un même genre de traitement s'adresse à des symptômes multiples qui devaient vraisemblablement être observés sur un même malade, soit ensemble, soit consécutivement ; et, si Dioscoride avait ajouté que tous ces phénomènes étaient les manifestations successives d'une même maladie d'origine génitale, personne ne contesterait aujourd'hui la nature syphilitique de cette affection. En effet, comment ne pas voir, dans cette suite d'accidents, des syphilides buccales, vulvaires, préputiales et anales, de l'onyxis syphilitique, des gommes ulcérées des muscles, des syphilides pustulo-crustacées des narines, peut-être même du coryza et de l'otorrhée syphilitiques ? Et toutes ces productions morbides étaient réprimées à l'aide du même acide : n'est-ce pas ce qu'on fait de nos jours avec le nitrate d'argent ou même le nitrate acide de mercure ? Notre manière de voir nous paraît tout au moins aussi rationnelle que la méthode qui consiste à se creuser l'esprit et à déclarer ensuite victorieusement, comme Astruc et ses imitateurs, que ces textes se rapportent à je ne sais quelle maladie disparue de nos jours, *qui ressemblait à la syphilis*, mais qui n'était pas la syphilis. Et l'on écrit ces choses-là sans rire, parce qu'il s'agit de la vérole ! Que penserait-on cependant de l'innovateur qui viendrait, à l'aide d'une argumentation analogue, prétendre que l'embarras gastrique ou la diarrhée datent du règne du roi Dagobert ?

Le médecin qui vient ensuite, Arétée de Cappadoce, vivait vers l'an 90 après Jésus-Christ. On ne trouve, dans son livre, aucune indication concernant les maladies vénériennes. Toutefois, dans un chapitre qu'il consacre au traitement des affections malignes (*pestilentium affectium*) de la gorge [1], il décrit un cas de perte de substance qu'on est bien tenté de rapporter à la période tertiaire de la syphilis.

Il parle ensuite des *ulcères égyptiens* et *syriens*, dans lesquels il voit un mal de gorge spécial.

Quibusdam etiam columella exesa est usque ad os (μέχρις ὀστέου) palati et tonsillæ usque ad basim et epiglottidem.	Chez quelques-uns même la luette est détruite jusqu'à l'os du palais et les tonsilles jusqu'à la racine de la langue et l'épiglotte. . . . .

Quant à Oribase, qui vivait vers l'an 360, bien que postérieur de trois siècles à Dioscoride, il ne nous fournit que des renseignements aussi vagues que ceux d'Hippocrate et de Galien, auteurs auxquels il a largement emprunté. Dans les extraits traduits par Darenberg [2], nous relevons quelques expressions qui paraissent concerner des chancres phagédéniques et des accidents secondaires de la syphilis. Au livre IX des *Collections médicales*, nous voyons l'auteur recommander les cataplasmes de mie de pain et de lentilles contre « certains ulcères envahissants, surtout aux parties génitales. »

Chap. xxxvii. — ... ὅπη νομαί τινες, μάλιστα ἐπὶ τῶν αἰδοίων.

[1]. *Thérapeutiq.*, l. I, ch. ix.
[2]. Les chapitres de cet ouvrage sont classés d'une façon fantaisiste, et leurs numéros ne concordent pas avec ceux des éditions latines.

Au livre X, il indique certaines pastilles astringentes employées comme onguent contre le « chancre et les ulcères de mauvaise nature. »

Chap. XXIV. — ἄνθραξι, τοῖς κακοήθεισι τῶν ἑλκῶν.

Nous avons déjà dit que le mot grec *anthrax*, rendu par *carbunculus* dans les versions latines du moyen âge, signifiait *chancre* lorsqu'il siégeait aux parties de la génération. Or, en hindou, les mots *Nar-Farsi, Ateshi-Farsi*, veulent dire *feu persan*, locution qui signifie indifféremment chancre ou anthrax. Ce serait, si nous en croyons Rosenbaum, l'expression employée par les *Cabirajas*, c'est-à-dire les médecins de l'Inde. Quant au mot κακοήθης, il est passé dans la langue française avec le sens de *malin* et y est resté jusqu'au XVIe siècle au moins, puisque Thierry de Héry décrit encore des « ulcères cacoëths » en 1553 [1]. Vers la même époque, Rabelais [2] nous parle d'une « maladie cacoèthe. »

Au chapitre XXVII, Oribase conseille différents onguents contre les végétations ordinaires et l'alun de plume combiné avec le vitriol bleu et la myrrhe obtenue par expression « contre les fongosités de l'anus et des parties génitales. »

... πρὸς δὲ τὰς ἐν δακτυλίῳ καὶ αἰδοίοις ὑπεροχάς.

Il s'agit donc bien de productions morbides autres que les végétations simples qui avaient leur onguent spécial (le texte est précis), ou que les hémorrhoïdes,

1. Thierry de Héry, *loc. cit.* (Voir le chap. I du présent volume, description du bubon.)
2. *Pantagr.*, l. III, chap. XIV.

puisque l'anus n'était pas leur siège unique. En dehors des syphilides, on ne voit pas trop ce qu'auraient pu être ces boutons faisant saillie (ὑπεροχὰς). Plus loin l'auteur parle d'excroissances *ressemblant à la figue* (συκώδεις), et il emploie encore le même terme : ὑπεροχὰς.

Examinons maintenant les œuvres complètes du même auteur d'après l'édition grecque-latine de Kühn. Dans les Généralités [1], nous trouvons, au livre VII, des descriptions qu'on peut attribuer à des accidents secondaires.

CHAP. XXXIX. Thymus est ulcus aspera et squalida carne excrescens. Fit autem et in ano et in pudendo.	Le *thymus* est constitué par des *excroissances* inégales, raboteuses et *ulcérées*. Il pousse à l'*anus* et aux *organes génitaux*.

C'est bien là ce groupe inégal de plaques muqueuses saillantes qui s'étendent depuis la naissance des grandes lèvres jusqu'à l'anus. D'ailleurs on sait que les végétations proprement dites ne sont pas ulcéreuses. Passons maintenant au livre IX.

CHAP. XVII. Ad rimas quæ in sede et pudendis sunt. . .	Pour les érosions de l'anus et des organes génitaux. . .
. . . .	. . . .
CHAP. XXXVII. Pudendorum anique ulcera quæ absque inflammatione oriuntur, valde exsiccantia medicamenta postulant.	Les ulcères des organes génitaux et de l'anus qui ne présentent pas de réaction inflammatoire, demandent surtout des médicaments qui sèchent.

1. *Synopseos*, l. VII, ch. XXXIX; IX, chap. XVII, XXXVII, XXXVIII.

Il y avait donc, au temps d'Oribase, des ulcérations des organes sexuels sans inflammation, c'est-à-dire autres que l'herpès génital, les furoncles, abcès, etc. Quant au traitement, il n'a pas varié : ne mettons-nous pas tout simplement aujourd'hui une poudre inerte sur les chancres syphilitiques, pour les faire sécher? Les chancres mous ne se seraient pas contentés de ce traitement anodin. Comme Galien, l'auteur vante la résine pour les érosions des organes génitaux (*ad rimas pudendorum*). Enfin, dans une autre partie de son ouvrage qui traite de la *Thérapeutique des maladies locales* [1], il parle encore des ulcères de l'anus et des organes génitaux, et donne des conseils pour les cas où les ulcères sont *humides* (*si ulcera humida sint*) : il y en avait donc qui ne l'étaient pas, ou, en d'autres termes, qui ne suppuraient pas. Nous verrons plus tard que Celse distingue aussi les chancres mous, ceux qui suppurent, les *humida*, des chancres indurés qui suppurent peu ou pas, les *pura siccaque* (nets et secs). Plus loin, Oribase parle de l'œdème des parties génitales (*pudendum intumescens*), et des ulcérations de la vulve. Or nous savons que l'accident primitif de la syphilis est la cause la plus fréquente de l'œdème génital, intumescence en masse du prépuce ou des grandes et petites lèvres [2].

Tels sont les documents que nous fournissent les médecins grecs de l'antiquité les plus connus. Avant

---

1. *De locor. affector. curatione*, l. IV, chap. cii et ciii.
2. Nous prions le lecteur, s'il n'est pas médecin, de nous pardonner la longueur de ces discussions techniques et l'abondance des textes cités. Mais, parmi les hommes de science qui n'admettent pas l'antiquité de la syphilis pour l'Europe, se trouvent quelques chefs d'école : nous sommes donc obligé d'être aussi complet que possible.

d'aborder les philosophes, les rhéteurs, les historiens
et les poètes, nous dirons quelques mots des mœurs
de ce peuple qui occupa la première place en Europe
dans les arts, les sciences et les lettres avant l'ère
chrétienne. Toutefois nous serons moins prolixe que
Rosenbaum qui, sous prétexte de faire l'histoire de la
syphilis dans l'antiquité, nous a décrit en réalité la
prostitution chez les divers peuples, en s'étendant avec
complaisance sur les vices les plus ignobles des Orientaux. Il nous étale en plus de cent pages, et dans un
style lourd et indigeste, un monceau de turpitudes
qu'il eût pu facilement résumer en cinquante lignes. En
outre, l'auteur allemand cite une telle profusion de
textes qu'on finit par en avoir le vertige; et, comme
il les donne sans traduction et presque toujours sans
argumentation, et que la plupart de ces citations ne
prouvent rien ou vont à l'encontre de ce qu'il veut
démontrer, on se demande si elles ont toujours été
examinées avec soin ou même bien comprises.

Le citoyen libre, en Grèce, avait affaire à trois caté-
gories de femmes. D'abord l'épouse légitime, la maîtresse du logis, celle à qui incombait le soin de tenir
la maison et de perpétuer la race, mais c'était la plus
négligée. Toutes lui obéissaient : beaucoup d'honneurs
et de devoirs, peu de satisfaction. Ensuite venaient les
servantes, pour la fantaisie ou le besoin matériel du
moment, sortes de bêtes de somme sans personnalité.
Voilà pour le foyer. En troisième lieu, la maîtresse,
pour le plaisir [1]. Celle-ci était prise généralement

1. C'était chose admise à Athènes, car Démosthène dit dans
un de ses discours : « Nous avons des courtisanes pour le plaisir, des concubines (servantes) pour avoir soin de nos personnes, et des épouses pour nous donner des enfants et régler
avec fidélité l'intérieur de nos maisons. »

parmi les ballerines, les femmes de théâtre ou les hétaïres (ἑταίρας). Ces horizontales des premiers âges étaient plus ou moins haut cotées, comme leurs pareilles de notre époque. L'histoire nous a conservé les noms des hétaïres les plus célèbres : Aspasie, Phryné et Laïs. L'hospitalité, chez cette dernière, qui tenait ses quartiers généraux à Corinthe, était taxée à des prix fabuleux, d'où le proverbe : *Non licet omnibus adire Corinthum*, ce qui peut se traduire ainsi : « Tout le monde n'a pas le moyen de s'offrir une escapade à Corinthe. » Ces beautés à la mode se teignaient généralement les cheveux en jaune avec du safran, ce en quoi elles étaient imitées par les femmes honnêtes, tout comme dans notre siècle ; et, ce qui le prouve, c'est que le poète comique Ménandre s'en moque dans ses pièces [1]. De nos jours, en raison des progrès de la chimie, l'eau oxygénée a remplacé le safran. Pour les viveurs, les gens de passage, le menu peuple, il y avait encore, outre les femmes des théâtres et les hétaïres, les *dictériades*, pensionnaires des établissements spéciaux institués par Solon, et qu'on appelait des *dictérions*.

Voilà pour les besoins physiologiques. Mais les anciens Grecs ne s'en tenaient pas là : ils étaient trop près de l'Asie pour ne pas avoir été atteints des vices orientaux qui régnèrent en effet à Athènes — et surtout à Rome — aux temps du paganisme. Certains êtres ignobles, la honte de leur sexe, ne craignirent pas d'oublier leur virilité pour se mettre au service des passions les plus révoltantes. On les appelait *cinèdes* (κίναιδοι ; en latin : *cinœdi, pathici*), c'est-à-dire instru-

---

1. Ménandre vivait vers l'an 300 avant J.-C.

ments complaisants de l'*amour socratique*, sur lequel nous ne pouvons nous étendre. Dioscoride, à cause d'un de leurs actes monstrueux, les nommait aussi στόμαργους (de στόμα, bucca, et ἔργον, labor) [1], expression qui correspond au mot *fellatores* des Romains. Au point de vue purement pathologique, il est bon de remarquer qu'Erasistrate leur donne le nom de ῥινοχολούροι, *qui ont le nez rongé* : on peut penser à un accident tertiaire avec nécrose des os du nez, la syphilis n'étant pas incompatible avec ce genre de profession. En outre, il paraîtrait que les cinèdes se reconnaissaient à une voix rauque caractéristique, mais qui n'existait pas chez tous ces tristes personnages. Du moins c'est ce qui ressort clairement d'un discours indigné de Dion Chrysostome, sophiste grec de Tarse, qui vivait à la fin du 1er siècle de notre ère [2]. Il se plaint du vice (ἔργον) qui « déshonore et stigmatise la ville », car on entend partout la voix des sodomites (ἀκολάστοις) ; alors il s'écrie :

Quel homme vertueux pourrait supporter ce son rauque (χαλεπόν) et discordant (ἄγριον)?

Et il ajoute, ce qui fait bien voir qu'il s'agit d'un fait pathologique :

Quoique ce timbre (de voix) ne se rencontre pas toujours et chez tous, il leur est néanmoins inhérent : c'est leur stigmate caractéristique (σύμβολον).

1. Pour ceux qui préféreraient voir dans le terme στόμαργος une forme attique de στόμαλγος ou στομαλγής (qui a mal à la bouche), nous dirons alors que cette épithète visait la conséquence du vice au lieu de l'acte lui-même : les deux versions sont admissibles, mais peu importe.
2. *Orationes*, **XXXIII**.

Nous verrons plus tard que Martial flétrit également les vices des *pædicones* (pédérastes), et se moque de leur voix rauque et discordante (*raucidulo* ou *rancidulo ore*[1]) : ce pourrait très bien être la laryngite syphilitique. Dion Chrysostome reproche alors à ses concitoyens de supporter dans leur ville la présence de ces immondes individus dont le *nez* est attaqué par une sorte de *maladie professionnelle* (πάθος) qui leur donne cette voix nasillarde.

Vous préférez donc ce rythme à tout autre : comme s'il était possible de faire de bonne musique avec le nez! Un rythme pareil doit nécessairement être suivi d'*autre chose encore.*

Le rhéteur de Tarse savait probablement que cette maladie ne se limitait pas au nez et à la gorge. Il termine en s'adressant aux sodomites eux-mêmes, et il leur dit positivement que la maladie dont ils sont atteints, ils l'ont contractée dans leurs ébats monstrueux.

Vous n'ignorez pas qu'une *maladie endémique* s'est emparée de vos *nez*, de la même manière que, chez d'autres, le courroux du ciel a frappé quelques organes en particulier, tels que les mains, les pieds ou le visage. On dit qu'Aphrodite (Vénus), pour punir les femmes de Lemnos [2], leur a envoyé une maladie des aisselles; eh bien! c'est ainsi que la colère divine *a détruit le nez* du plus grand nombre d'entre vous, et c'est de là qu'est venu ce son par

---

1. Martial, l. VII, épigr. 34.
2. Et non *Lesbos*, comme le disent tous les auteurs qui ont rapporté ce fait sur la foi de leurs devanciers sans avoir consulté le texte grec. Nous ferons la même remarque à propos d'Hérodote dont l'histoire est intitulée *Clio* et non *Chio*; — de Plutarque, qui parle de la déesse *Syria* et non *Syra*, etc.

ticulier : car de quelle cause proviendrait-il? C'est le *signe de l'impudicité* la plus honteuse poussée jusqu'au délire, et du mépris de toute moralité.

Quant à nous, qui n'avons pas les mêmes raisons que l'orateur grec pour expliquer ainsi les cas embarrassants, nous donnerons comme cause étiologique de cette carie des os du nez, l'ostéite syphilitique, tout au moins aussi active que la colère de Jupiter. Au reste, Dion Chrysostome n'était pas le seul à voir dans ces symptômes morbides le résultat du courroux des divinités de l'Olympe, car Hérodote, qui vivait vers l'an 450 avant Jésus-Christ, dit dans son livre intitulé *Clio*[1], que Vénus se vengea d'une façon analogue en donnant une maladie vénérienne à des Scythes qui avaient pillé un de ses temples en Syrie.

La déesse envoya une *maladie de femme* (θήλειαν νοῦσον) à ceux d'entre les Scythes qui avaient pillé son temple à Ascalon, et ce châtiment s'étendit à jamais sur leur *postérité*. Les Scythes disent que cette maladie est une punition du sacrilège, et que les étrangers qui voyagent dans leur pays s'aperçoivent de l'état de ceux que les Scythes appellent Enarées (Ἐναρέας).

Certains commentateurs ont vu la blennorrhagie dans cette maladie d'origine sexuelle. Nous nous bornerons à faire remarquer que l'écoulement blennorrhagique n'est pas héréditaire et ne s'accompagne pas de manifestations extérieures visibles pour les passants, tandis que la syphilis cadre beaucoup mieux avec les symptômes décrits par l'historien grec[2].

1. Chap. cv.
2. Ce passage d'Hérodote, qui taquinait le bon Astruc, lui a fourni la matière d'une argumentation désopilante. Repoussant, cela va sans dire, l'idée de maladie vénérienne, il déclare, tout

Toutefois les hommes intelligents de l'époque ne croyaient guère eux-mêmes à ces légendes bonnes pour la populace et qu'ils propageaient par leurs écrits. En effet Plutarque [1], un autre historien qui vivait dans le ii° siècle de notre ère, dit avec malice qu'il y a « des gens superstitieux qui croient que la déesse Syria *ronge les jambes*, couvre le corps d'*ulcères* et fait *fondre le foie* à ceux qui mangent un hareng ou des goujons. »

At Syriam deam superstitiosi putant si quis mœnam aut apuas edat, ejus crura (τὰ αντικνήμα) corrodere (διεσθίειν), corpus ulceribus (ἕλκεσι) opplere, jecur (το ἧπαρ) colliquare.

On voit bien que Plutarque a une autre opinion qu'il garde pour lui ; n'ayant aucune raison pour imiter sa réserve, nous proposerons d'expliquer ces symptômes par des accidents tertiaires viscéraux et sous-cutanés.

Un troisième historien, Thucydide [2], qui vivait dans le siècle de Périclès (v° siècle av. J.-C.) et était, par conséquent, contemporain d'Hérodote, raconte la peste d'Athènes ; dans cette description, nous relevons la phrase suivante :

La maladie se fixait aussi sur les *parties sexuelles* (τὰ αἰδοῖα), sur les mains (χεῖρας), sur les pieds (πόδας), et plusieurs, privés de ces parties, échappèrent à la mort.

satisfait de sa découverte, que la Θήλειαν νοῦσον était la perte de la virilité ; et, sans voir l'énormité de ce lapsus, il en conclut que les Énarées étaient... des *eunuques*! Si le grand « romancier » de la syphilis n'était défunt depuis plus d'un siècle, nous lui demanderions simplement — car le texte d'Hérodote est formel — où et quand il a pu voir des gens eunuques *de père en fils*!

1. *De superstitione*, § 10.
2. *Histor. belli Peloponnesiaci* (*Hist. de la guerre du Péloponnèse*).

Lucrèce, dans son poème *sur la Nature*, décrit les mêmes phénomènes relativement à cette épidémie, ainsi que nous le verrons dans le prochain chapitre.

Abordons maintenant les poètes légers dont malheureusement les œuvres sont en partie perdues. Parmi les fragments qui ont été retrouvés et réunis sous le nom d'*Anthologie*, on remarque par-ci par-là quelques allusions à la syphilis, mais plus ou moins vagues. Aussi, pour ne pas fatiguer le lecteur, ne citerons-nous qu'un seul poète, Eubule, qui écrivit pour le théâtre vers l'an 375 avant Jésus-Christ. L'une de ses comédies est digne d'attirer notre attention : il en reste neuf vers que nous allons analyser. Mais, comme notre interprétation sera infailliblement contestée, nous discuterons chaque mot l'un après l'autre, en donnant le texte grec et la version latine qui l'accompagne. Dans la pièce intitulée *Nannion*, l'auteur plaint celui qui se cache pour se livrer à ses ébats amoureux.

N'est-il pas plus simple, s'écrie le personnage en scène, d'aller voir en plein jour les belles filles que nous fournissent les contrées riveraines de l'Eridan ! On peut faire son choix en toute sécurité : elles sont rangées côte à côte, toutes nues ou vêtues d'une tunique transparente...

En somme, Eubule conseille à ses concitoyens d'aller tout simplement dans les *dictérions*. Il est probable que ces établissements étaient surtout alimentés par des filles nées dans les pays arrosés par le Pô, car le texte porte : « les filles que l'Eridan nourrit dans ses flots sacrés. »

$$..... \text{ὅσας}$$
$$\text{Ἠριδανὸς ἀγροῖς ὕδασι κηπεύει κόρας,}$$
$$.............................. .....$$

Ce genre de figure est fréquemment employé dans la poésie antique. L'auteur est cynique quand il conseille d'aller au lupanar en plein soleil, mais il raisonne avec logique, comme on va le voir par les trois derniers vers.

> μικροῦ πρίασθαι κέρματος τὴν ἡδονὴν,
> καὶ μὴ λαθραίαν κύπριν, αἰσχίστην νόσων
> πασῶν, διώκειν, ὕβρεος, οὐ πόθου, χάριν.

... nummulo emere voluptatem, neque clandestinam venerem, turpissimum morborum omnium, persequi, superbiæ, non amoris, causa.	... là, pour la moindre pièce de monnaie (on peut) acheter du plaisir : aucun risque, comme dans les aventures secrètes, de trouver en même temps *la plus honteuse de toutes les maladies*. Ne me dites pas que c'est l'amour que vous recherchez dans vos bonnes fortunes, c'est une satisfaction d'amour-propre.

Nous avons donné une traduction française aussi large que possible, pour la rendre explicite; maintenant faisons du mot à mot d'après le texte latin qui, d'ailleurs, est absolument calqué sur le grec. La phrase la plus sujette à contestation est évidemment celle où il est dit littéralement : « ... tandis qu'il peut aller voir... ; acheter du plaisir, etc., et non pas courir après (*persequi*) la volupté clandestine, et la plus honteuse (*turpissimum*) de toutes les maladies (*morborum*), pour cause d'amour-propre et non pour l'amour. » On nous objectera qu'il n'y a qu'un seul verbe, διώκειν (poursuivre), pour les deux choses qu'on peut récolter, la volupté et la maladie; ensuite, qu'aucune conjonction ne relie les deux membres de phrase, ce qui permet alors de prendre le second adjectivement et de traduire ainsi : « ... rechercher la volupté cachée, le plus honteux de tous les vices... » Nous répondrons d'abord que le mot νόσος, *morbus* en latin, veut bien dire quelquefois *vice* au figuré et par extension, mais qu'il est bien plus simple de lui donner sa signification habituelle, *maladie*, que d'aller chercher le sens exceptionnel qu'il peut avoir dans certains cas. Nous dirons ensuite que cette dernière interprétation ne se comprendrait plus beaucoup, car, d'une manière générale et surtout étant donné le sujet traité par le personnage de la pièce, on ne saisit pas pourquoi il serait plus honteux d'avoir une aventure cachée (*obscuras nuptias*) avec une irrégulière quelconque, que d'aller en plein midi, au mépris de toute pudeur, dans un établissement *ad hoc*, faire choix d'une marchandise résignée moyennant rétribution (*nummulo*). Au contraire, avec le sens que nous proposons, on voit bien que le personnage d'Eubule met les jeunes Grecs en garde contre la prostitution clandestine, plus dangereuse, comme de nos jours, que la prostitution légale, celle qui est réglementée. L'auteur ne fait pas un cours de morale, il donne des conseils d'hygiène, et ses avertissements se résument ainsi : « En voulant se donner l'illusion d'une conquête, on s'expose davantage, car on supprime alors toute possibilité de contrôle. » Quant à la conjonction *et* ((καὶ) qui aurait dû réunir les deux membres de phrase, elle peut très bien avoir été omise à dessein pour la facture du vers, d'autant mieux qu'elle n'est pas indispensable pour l'intelligence du texte. Conclusion : on avait beaucoup plus de chances à Athènes avant Jésus-Christ, comme à Paris, au XIXe siècle, d'attraper la syphilis avec les inconnues de rencontre, soi-disant honnêtes, qu'avec les pensionnaires des maisons publiques, bétail humain qu'on pouvait examiner au grand jour (*ad solem*).

Nous n'avons pas à chercher s'il est poétique de risquer, prosaïque d'éviter ou moral de s'abstenir, notre sujet ne comportant pas ce genre d'études.

Nous arrivons maintenant à l'époque de Jésus-Christ. Le martyrologe chrétien lui-même (qui l'aurait cru!) va nous fournir des preuves; mais il nous faut croire sur parole les Pères de l'Église. Ici, un peu d'histoire est nécessaire : résumons donc en quelques lignes un des principaux bienfaits du christianisme, résultat social que nous nous faisons un devoir de proclamer bien haut.

L'œuvre dn Christ fut d'apprendre à l'humanité qu'elle devait se respecter elle-même. La religion dont il fut le fondateur mit un frein aux débordements de la corruption antique, aux infâmes pratiques de la religion païenne, et à cette lubricité que la populace étalait d'une façon pour ainsi dire officielle, à Rome, par exemple. Mais, comme le fait remarquer Dufour [1], il ne fallut pas moins de trois siècles de lutte, de prédication, d'exemple surtout, pour renverser les repaires de la prostitution, c'est-à-dire les temples d'Isis, de Priape, de Cérès, de Vénus, de Flore et autres divinités dont le culte n'était qu'un prétexte aux plus monstrueuses débauches. Mais le christianisme tomba vite dans l'excès contraire : il voulut la continence absolue. Les exagérations sont la conséquence inévitable de toute révolution religieuse, politique ou morale : chacune a ses énergumènes qui dépassent la note. Interrogeons l'histoire : au moyen âge, des moines

____
1. *Hist. de la prostitution.* Paris, 1851.

fanatiques torturent au nom de la charité chrétienne; en 1793, la populace assassine au nom de la liberté; dans les premiers temps du catholicisme, les apôtres proscrivent les rapports sexuels au nom de la dignité virile. Aussi, à force de se figurer qu'on était très agréable au Créateur en condamnant au repos les organes que celui-ci nous a donnés dans un but diamétralement opposé (*crescite et multiplicamini*) [1], en arrivait-on à perdre de vue la fin du monde qui eût été le résultat infaillible de cette théorie mise en pratique. Mais, heureusement pour l'histoire des peuples, il y eut des dissidents. On peut se rendre compte que le brave saint Paul n'était pas très chaud partisan de l'union conjugale, puisqu'il disait aux Corinthiens : « Celui qui marie sa fille fait bien, mais celui qui ne la marie pas fait encore mieux [2]. » Sa doctrine fut adoptée par les premiers Pères de l'Église et par les conciles. « De cette horreur pour l'incontinence, dit Dufour, devait sortir inévitablement le célibat chrétien. »

Il sortit en effet : le célibat fut adopté en principe, mais n'exista de fait que beaucoup plus tard pour les membres du clergé. Théorie absurde au point de vue naturel, puisqu'elle va à l'encontre de la physiologie, mais excellente pour le but que se proposa au XVIe siècle une secte militante. Ce but fut de grouper les divers membres de l'association, et on y réussit pleinement sans que, tout compte fait, la nature y ait perdu ses droits. En effet le *is pater est quem nuptiæ demonstrant* [3] du Code civil aplanit toutes les difficultés qui

---

1. « Croissez et multipliez », a dit le Seigneur aux enfants de Noé, à la sortie de l'arche. (*Genèse*, chap. VIII, ꙮ 17.)

2. Epître I, chap. VII, ꙮ 38.

3. La loi ne reconnaît comme père que le mari.

auraient pu surgir. Loyola, né malin, vit tout de suite
le parti qu'il pouvait tirer d'un principe qui engen-
drait une force. Par le fait seul du célibat réglemen-
taire, la société — au point de vue intellectuel — n'est
pas en péril; mais il est des conséquences pathologiques de cet outrage à la nature imposé par les canons.
Chez certains tempéraments frigides ou suffisamment
énergiques, la lutte est possible, sinon facile; mais
combien de cerveaux ébranlés dans le cas contraire [1]!
Alors on s'explique les vices antiphysiques, les viols,
les monstruosités qui occupent trop fréquemment nos
tribunaux. Ou bien, s'il s'agit des femmes, c'est la
névrose sous toutes ses formes, mystiques ou libidi-
neuses, ou cette fureur érotique qui alimenta les
bûchers du moyen âge sous le nom de démonomanie.
Au XIX⁰ siècle, les extatiques sont appelées des *saintes* :
dans les couvents, ces *écoles préparatoires à l'hystérie*,
on disloque trop souvent par de tels spectacles ren-
forcés d'enseignements appropriés, la cervelle des
malheureuses jeunes filles, prédisposées ou non, qu'on
n'a pu enrôler, et de qui naîtront plus tard, au lieu de
citoyens robustes et bien équilibrés, des énervés et des
malingres.

Après ce que nous venons de dire, on comprendra
pourquoi les chrétiennes, à l'époque du martyrologe
ordonné par les empereurs romains, tenaient avant
tout à leur virginité. Aussi le premier soin des consuls

---

1. Qu'on se garde bien de nous croire « un mangeur de prêtres », car nous n'avons aucun motif de haine contre les membres du clergé séculier, dont la plupart sont des hommes de
valeur et parmi lesquels nous comptons des amis. Le rôle du
physiologiste est d'observer et de tirer ses déductions sans
chercher à plaire ou à déplaire, c'est-à-dire en restant en dehors
des querelles religieuses ou politiques dont il n'a cure.

ou gouverneurs de provinces tributaires était-il de les
envoyer dans un lupanar pour y être livrées à la prostitution publique : les habitants en étaient avertis par
un écriteau accroché à la porte de la maison de débauche. Ensuite on procédait à une série de tortures
qui variaient selon l'esprit plus ou moins inventif de
ces lâches persécuteurs. Doit-on voir des représailles
dans les horreurs de l'Inquisition, les massacres de la
Saint-Barthélémy et les Dragonnades? Si oui, quelle
conclusion en tirer sinon que l'être humain est né san-
guinaire, et que les circonstances seules le font ou
victime ou bourreau? Il est vrai que bien des siècles
nous séparent de ces hontes historiques, et que, dit-
on, nous sommes civilisés; n'oublions pas toutefois
qu'hier encore on osait crier à la face de l'Europe :
« La force prime le droit! »

Quelques-unes des martyres, disent les Pères de
l'Église, furent sauvées de la défloration par une
intervention divine. Ceux qui voulurent toucher sainte
Agnès, par exemple, tombèrent morts, au dire de
saint Ambroise. Une autre, à Corinthe, imagina, pour
se tirer d'affaire, un moyen que ne trouveraient pas
— nous l'espérons, du moins — beaucoup de vierges
de notre époque. Pour le côté qui nous intéresse, ce
fait prouve que les maladies vénériennes étaient connues de tout le monde, car la vierge en question en
savait bien long pour une jeune patricienne. Si nous
en croyons Pallade, évêque d'Hélénopolis, en Bithynie
(Asie Mineure), qui vivait vers l'an 400, elle fut envoyée
comme les autres au lupanar [1]. Aussitôt libertins d'ac-
courir à la vue de l'écriteau.

1. Palladius, *loc. cit.*, cap. CXLVIII : *De femina nobilissima quæ*

... Illa autem virgo honestissima et in primis veneranda, et verba ad deceptionem deflectens, suppliciter eis dicebat, rogans : Habeo ulcus (ἕλκος) in loco occulto (κεκρυμμένον), quæ mirandum in modum male olet (ἐσχάτως ὄζει), et timeo ne vos mei odium capiat propter ulcus aversandum...

... Mais cette vierge très honnête et vénérable avant tout, se disposant à leur donner le change, les supplia de l'écouter : J'ai, dit-elle, un *ulcère* dans un endroit *caché* et qui *sent très mauvais*. Je crains que vous ne m'en vouliez trop si vous veniez à *attraper mon mal*...

Pallade dit avoir lu cette histoire dans un *livre très ancien* écrit par un certain Hippolyte qui fréquenta intimement les apôtres. Sans entrer dans des discussions à perte de vue sur la nature du mal, nous prenons acte de ce fait qu'il y avait à Corinthe, dans le Ier siècle de notre ère, et de notoriété publique, une affection caractérisée par une ou des *ulcérations des parties génitales, contagieuses*, répandant une *odeur fétide* et ne troublant pas d'une façon apparente la santé générale. Pour un esprit non prévenu, c'est bien là le signalement des syphilides vulvaires.

Le même Pallade nous raconte aussi l'histoire [1] tant de fois citée d'un pieux solitaire du nom d'Éron qui ne sut pas aussi bien résister à la tentation, aux aiguillons, désirs, etc., que saint Antoine, l'incorruptible immortalisé par Gustave Flaubert. Il paraîtrait que, malgré les prédications de saint Paul, le diable n'a pas toujours fait buisson creux. Mais laissons parler notre évêque bithynien.

fuit semper virgo (Sur une jeune fille de grande noblesse qui resta toujours vierge).

1. Cap. XXXII : *De Erone.*

... Enfin celui-ci, subissant l'influence de quelque malice du démon et ne pouvant plus tenir en place dans sa cellule, partit pour Alexandrie... Là il assista aux représentations théâtrales et aux jeux équestres, et devint un habitué des cabarets. Il se livra aux plaisirs de la table et abusa des spiritueux, ce qui le conduisit au honteux désir de la femme. Résolu à pécher, il eut des relations suivies avec une ballerine et finit par se découvrir un *ulcère* (ἕλκος). En effet, comme conséquence de ses débordements et par punition divine, il lui poussa un *chancre* (ἄνθραξ) sur le gland. Il fut six mois malade, puis ses organes sexuels furent frappés de sphacèle et tombèrent d'eux-mêmes. Lorsqu'il fut un peu mieux, il retourna dans sa solitude ;... mais, l'opération n'ayant pu être faite à temps, il succomba peu de jours après.

Nous avons cité ce passage parce qu'il est rapporté par un grand nombre d'auteurs ; mais pour nous, la maladie d'Éron est un type de chancre phagédénique, auquel la syphilis fut absolument étrangère.

Enfin, pour terminer cette étude sur la Grèce, nous dirons que nous sommes très enclin à voir, comme Follin et Rosenbaum, des exostoses du crâne dans ces *cornes*, si fréquentes chez les habitants de l'île de Chypre, qu'on désignait dans cette contrée sous le nom de Κεραστία. Ce renseignement émane de Xénagoras, cité par Natalis Comes [1].

... Deinde dicta (Cyprus) Cerastia, ut inquit Xenagoras in libro secundo de insulis, quod illam homines habitarent qui multos tumores tanquam cornua quædam in capite habere viderentur, cum cornua κέρατα dicta sint a Græcis et κεράσται cornuti.	... Ensuite Chypre fut appelée *Cerastia*, comme le dit Xénagoras dans son deuxième livre sur les îles, et cela parce que les habitants, ayant de nombreuses *bosses* sur la tête, paraissaient avoir des *cornes*. Il faut dire qu'en grec le mot *cornes* se dit *cérata*, et que ceux qui en sont porteurs s'appellent *cérastaï*.

1. *Mythologia*, lib. III.

On doit se rappeler aussi, au point de vue étymologique, qu'un serpent venimeux des plus dangereux a reçu le nom de *Céraste,* à cause de deux petites cornes qu'il porte sur la tête, mais qui, bien entendu, n'ont rien à voir avec la syphilis. Les cornes proprement dites qu'on rencontre chez certains sujets, sont des cas extrêmement rares : aussi, pour que la chose ait été assez fréquente à l'île de Chypre pour faire donner à ce pays un surnom significatif, il faut que cet accident ait reconnu pour cause une maladie courante, et cette maladie, nous le craignons bien, aura cours longtemps encore.

XI

FICUS

LA SYPHILIS A ROME SOUS LES CÉSARS
(COMMENCEMENT DE L'ÈRE CHRÉTIENNE)

> « Il est impossible de méconnaître que
> « la dépravation des mœurs avait mul-
> « tiplié chez les Romains le germe et
> « les ravages des maladies de Vénus. »
> (P. Dufour.)

Nous arrivons maintenant à la partie la plus intéressante, mais en même temps la plus délicate de notre travail. La plus intéressante, parce que les auteurs auxquels nous allons emprunter nos citations, semblent en quelque sorte plus près de nous et nous sont plus familiers. En effet, tout le monde ne lit pas couramment le sanscrit, le chinois, le japonais, l'hébreu, les hiéroglyphes, le cophte, le persan, voire le grec, tandis que le latin est connu de tous ceux qui ont fait quelques études, même incomplètes; et pourvu que la traduction soit en regard du texte, on peut en quelque sorte contrôler soi-même l'interprétation proposée au lieu de croire l'auteur sur parole. Pour tous les idiomes précités, sur lesquels nous avons dû nous appuyer, presque fatalement le lecteur conserve un doute. Avec le latin, rien de semblable. Mais cette tâche est délicate, avons-nous dit : hélas! oui, car, pour notre sujet, plus les preuves ont de valeur, plus les écrits d'où elles émanent sont licencieux. Nous nous trouvons donc en face d'un problème difficile : il nous faut analyser, dans une prose acceptable, les poésies les plus immorales de l'antiquité. Et dire que ces poésies étaient le tableau fidèle des mœurs romaines! c'est consolant pour notre époque tant attaquée, mais cela ne résout pas le problème. D'un côté, nous serions désolé qu'on se méprît sur nos intentions au point de croire que nous ayons voulu faire un cours de pornographie; de l'autre, nous ne pouvons nous résigner à laisser dans l'ombre les matériaux les plus solides de notre argumentation. Aussi, tout en demandant pardon au lecteur de le conduire au milieu de ces cloaques littéraires, ferons-nous ce qui sera humainement possible pour atténuer la fétidité du texte. Toutefois nous sommes persuadé qu'un lecteur intelligent aura le bon esprit d'oublier l'arrière-goût nauséeux des poésies libres, pour ne voir en elles que les éléments irrécusables d'une thèse difficile à soutenir. Alors, mettant de côté la pruderie de convention qui doit disparaître sur le terrain scientifique, il s'inclinera comme nous devant ces monuments indélébiles que l'antiquité nous a transmis, et qui viennent confirmer la première phrase de la Bible..... selon Ricord : *Au commencement Dieu créa le ciel, la terre, l'homme et les maladies vénériennes!*

Étudions d'abord les auteurs qui touchent plus ou moins à l'art médical, c'est-à-dire les médecins et les naturalistes. Le médecin de Rome le plus célèbre dont l'antiquité nous ait conservé le nom, est Celse, Grec d'origine, mais qui vécut dans le Latium au siècle d'Auguste [1]. En effet ce fut seulement à cette époque que les médecins dignes de ce nom furent *tolérés* à Rome. Plusieurs praticiens grecs, nourris des œuvres d'Hippocrate et observateurs fidèles de ses préceptes, avaient déjà tenté de s'établir en Italie ; mais si on les subissait, pour ainsi dire, en temps d'épidémie, par contre on les renvoyait ensuite avec dédain. Plus tard, c'est-à-dire dans le cours du iie siècle avant Jésus-Christ, une seconde tentative avait eu lieu, mais de la part d'une génération nouvelle de médecins grecs. Ils étaient venus pour soigner les maladies vénériennes que le consul Cnéius Manlius, après sa victoire sur Antiochus le Grand, roi de Syrie, avait importées à Rome (183 avant J.-Ch.). En effet, la Syrie étant un foyer constant de syphilis, les jeunes Syriennes, qui accompagnèrent l'armée de Manlius à son retour en Italie, furent d'excellents agents de propagation. La syphilis revêtit à cette époque le caractère épidémique tout comme au xve siècle. Le poète Lucilius s'écrie bien : « Renvoyons à l'ennemi cette *peste* et ce *fléau* que le boiteux Manlius [apporta] chez nous »,

.... Hostilibu' contra
Pestem perniciemque, catax quam et Manliu' nobis ;

mais il ne dit pas : « Faisons-nous soigner. » Les pratiques superstitieuses tenaient lieu de thérapeutique rationnelle. Les médecins furent obligés de céder devant les répugnances, les mauvais vouloirs et les vexations de toutes sortes : ils retournèrent en Grèce.

1. i^{er} siècle avant J.-C. ; Celse vivait dans le commencement de ce siècle.

A cette époque, toutes les maladies vénériennes étaient confondues sous la même dénomination : *maladie honteuse* (morbus indecens, turpis morbus, etc.). Ignorant la nature du *Protée aux mille formes*, les Romains ne soupçonnaient pas la diathèse et employaient différents termes pour désigner les syphilides selon leur aspect, leur grosseur, leur nombre ou leur siège. Ainsi les *marisques* (mariscæ), qui occupaient l'anus, étaient volumineuses, obstruaient l'orifice et se propageaient à son pourtour : cette description s'applique bien aux syphilides papulo-hypertrophiques. Les syphilides papuleuses, vulvaires ou préputiales, moins grosses, et en général toutes les syphilides, étaient désignées par le mot *ficus*. L'expression *fi* ou *fix*, au moyen âge, puis *fic* qui resta dans la langue française jusqu'au xviiiᵉ siècle, mais dévia un peu de son sens primitif, descendent directement de ce mot *ficus*. Et ce qui prouve bien que c'était là le terme consacré chez les Romains, c'est qu'il a fourni un adjectif, *ficosus*, et même un superlatif, *ficosissimus*, employés couramment pour désigner les victimes plus ou moins touchées par cette affection notoirement vénérienne et évidemment contagieuse. L'origine de cette dénomination (*ficus, fici*, se déclinant sur *hortus, i*) est l'aspect rougeâtre et granuleux de la figue (*ficus, ficûs*, se déclinant sur *domus, ûs*) coupée en deux et dont tout le monde saisit la ressemblance avec la syphilide papuleuse érosive des parties génitales, la *plaque muqueuse* classique. D'autres fois un poète épigrammatiste dira ironiquement à une courtisane qu'elle a des boutons aux parties sexuelles (*aliquid prominet*, quelque chose fait saillie). La roséole et les autres exanthèmes ou les pustules de la période secondaire, sont désignés par les expressions *maculæ* (taches), *pustulæ lucentes* (pustules luisantes), *sordidi lichenes* (accidents cutanés dégoûtants), etc. Comme termes généraux, nous trouvons *scabies*, mot qu'on a traduit par *gale*, mais qui est le plus souvent employé dans le sens de *pustules ulcérées*, et son adjectif *scabiosus* (pourri) qui indique un degré plus fort et surtout des manifestations plus généralisées que *ficosus*, probablement les gommes ulcérées. On remarque aussi, dans le même ordre d'idées, l'épithète *putidus* (putride, pourri), lancée sous forme d'injure. Le *triste mentum* [1] désignait la maladie localisée au menton et à la lèvre inférieure ; l'*ulcus putre, acre in ore* (ulcère putride, virulent dans la bouche), les syphilides buccales ; le *cæcum vulnus* (blessure cachée), l'*ulcus turpe* (ulcère honteux), visaient les syphilides ulcéreuses localisées à la région génito-anale, mais surtout celles des organes sexuels. Enfin les gommes ulcérées de la vulve doivent être soupçonnées dans l'expression : *cunni vermiculos scaturientes* (vers qui grouillent).

Les maladies vénériennes, bien que « rejetées dans l'ombre, comme dit Dufour, par les médecins et les naturalistes grecs et romains », n'en étaient pas moins très nombreuses, toujours fort tenaces et souvent terribles. L'auteur précité suppose, et avec apparence de

---

1. Grünbeck ou Gründpeck, qui donna en 1496 le premier livre imprimé sur la syphilis, mit comme titre : *De mentulagra...* Wendelin Hock (1514) appela son opuscule : *Mentagra*, etc. ; ce qui prouve que les médecins contemporains de l'épidémie connaissaient le sens de ce mot latin. Ils étaient loin de soupçonner toutefois que les dermatologistes de notre époque s'empareraient du terme *mentagre* pour l'attribuer à une affection de la peau également locale, mais tout à fait étrangère à la syphilis, pour laquelle les Romains l'avaient créé.

raison, que des motifs religieux empêchaient les écrivains de l'antiquité de classer ostensiblement avec les
autres ces maladies des organes génitaux qui reconnaissaient la débauche pour origine. Il ne fallait pas
qu'Esculape, dieu de la médecine, eût l'air d'entrer en
lutte ouverte avec Vénus en essayant de neutraliser les
effets de la vengeance de la déesse. De sorte que les
malades, comme s'ils eussent été frappés d'infamie,
se cachaient pour se soigner, et s'adressaient soit à
Priape ou à Isis (Vénus), soit à des magiciennes ou
des vendeuses de philtres. La thérapeutique se réduisait alors à des prières ou à quelques plantes. Certains
malades aimaient même mieux mourir que d'avouer
leur mal. Comme médecins ordinaires, les anciens
Romains avaient des esclaves qui étaient battus s'ils
ne guérissaient pas, ou des affranchis qui payaient une
amende en cas d'insuccès : aussi tous refusaient-ils de
soigner les affections qui ne paraissaient pas devoir
guérir à brève échéance, et notamment les maladies
vénériennes. Quant au médecin proprement dit, c'était
toute une affaire que de le mander chez soi. Comme il
n'existait pas d'hôpitaux, la clinique avait lieu au
domicile du client. Le praticien, si nous en croyons
Martial, arrivait, selon sa renommée, avec dix, vingt,
trente et quelquefois cent disciples qui examinaient
tous le malade après le maître. On comprend que les
vénériens de l'ancienne Rome, devant cette façon de
procéder, se soient peu souciés de contribuer person-
nellement à l'avancement des sciences médicales. En
outre le traitement, comme nous le verrons bientôt,
n'était pas toujours tendre. Quant aux femmes, principaux foyers d'infection, on leur faisait un crime de se
découvrir devant un autre homme que leur mari, fût-

ce même pour un accouchement laborieux. Pruderie bien étrange chez un peuple où l'obscénité s'étalait officiellement ! Toutes ces causes réunies expliquent suffisamment pourquoi les maladies sexuelles, dans l'antiquité, étaient entourées d'autant de mystère. Celse, qui a décrit des symptômes locaux dont plusieurs se rapportent à la syphilis, s'est bien gardé d'employer l'expression *morbus indecens* : il savait cependant, mieux encore que les poètes satiriques de son temps, qu'il y avait une maladie d'origine génitale, à formes multiples, c'est vrai, mais toujours les mêmes, et que l'on contractait de la même façon. Les Romains étaient trop fiers de leur santé robuste, comme nous l'explique Dufour, pour avouer ces misères secrètes ; en outre, c'eût été presque offenser Vénus que d'affecter, dans un ouvrage de médecine, un chapitre spécial aux maladies prises dans les mystères de son culte. Celse aurait pu avoir à s'en repentir : aussi le voyons-nous, au lieu de traiter ouvertement du mal de Vénus, décrire, comme en passant, quelques manifestations localisées aux organes de la génération, sans tirer de déductions relativement à l'origine de ces maux. Pour Martial, c'était bien différent : il n'était pas médecin. Ses épigrammes mordantes ne s'adressaient qu'à une seule catégorie d'individus, les débauchés des deux sexes ; tandis que Celse, en consacrant la maladie par un nom spécial, scientifique ou usuel, aurait eu l'air de s'attaquer à Rome tout entière, et Rome aurait difficilement pardonné. Au moins, à cette époque-là, les édicules auxquels Vespasien a laissé son nom n'avaient pas à rougir : ils ne portaient pas encore sur leurs parois internes, comme un honteux stigmate, les pseudonymes des professeurs d'occasion plus ou moins diplômés qui vendent l'orviétan sous le couvert des lois en plein xix⁰ siècle !

Voici comment Celse entre en matière.

Viennent maintenant les maladies qui affectent les parties honteuses (*quæ ad partes obscænas pertinent*). Les Grecs ont, pour traiter ce sujet, des expressions plus convenables et consacrées d'ailleurs par l'usage, puisqu'elles sont presque toujours employées par les médecins, soit dans leurs écrits, soit dans leur langage ordinaire. Les nôtres sont plus choquantes et n'ont même pas l'excuse de se trouver parfois dans la bouche de ceux qui parlent avec décence ; de sorte que ce n'est pas une entreprise facile de maintenir les préceptes de l'art tout en respectant la bienséance. Toutefois cette considération n'a pu m'empêcher d'écrire, d'abord parce que je veux transmettre en entier les utiles enseignements que j'ai reçus ; ensuite parce qu'il importe d'initier surtout le vulgaire au traitement de ces maladies qu'on ne montre jamais à autrui que bien malgré soi (*quæ invitissimus quisque alteri ostendit*) [1].

Les maladies dites *secrètes* étaient donc connues à Rome sous les empereurs, mais on voit que Celse se promet d'être réservé. Il donne ensuite une description très nette du paraphimosis et du phimosis occasionnés par l'œdème préputial : il n'emploie aucun de ces termes, mais comme ce sont des phénomènes qui se produisent presque toujours en dehors de la syphilis, personne ne proteste. L'auteur nous décrit aussi les chancres mous, ceux qui suppurent (*ulcera humida et purulenta*), et l'*autre espèce* de chancres, secs, sans suppuration (*pura siccaque*) ; enfin le chancre phagédénique qui est nommé en toutes lettres (φαγέδαινα). Lorsqu'il est possible de ramener le prépuce en arrière, dit le texte latin, « on decouvre des ulcères qui siègent

1. Aulus Cornelius Celsus, *Medicina*, lib. VI, cap. xviii.

sur la face interne de la peau (prépuce), sur le gland
ou sur la verge elle-même : ces ulcères sont naturellement nets et secs, ou humides et purulents. »

… ulcera vel in cutis ulteriore parte, vel in glande
ultrave eam in cole reperientur : quæ necesse est, aut pura
siccaque sint, aut humida et purulenta.

Ces ulcères qu'on trouve lorsque l'œdème du prépuce a disparu, sont tout simplement des chancres
mous ; et ce qui prouve bien que les premiers (*pura*)
ne sont pas les seconds guéris, c'est que l'auteur propose un traitement pour chacun des deux cas. Celse
donne ensuite la formule du traitement astringent qu'il
emploie contre les ulcères des parties naturelles et il
ajoute :

… Eadem autem composi-tio tonsillis, uvæ madenti, oris nariumque ulceribus accom-modata est.	… Cette préparation peut servir aussi pour les ulcéra-tions des amygdales, de la luette, de la bouche et des narines.

Ces ulcérations de la bouche étaient probablement
de même nature que celles des parties génitales,
puisque l'auteur y songe en indiquant son traitement
qu'il ne voit pas la nécessité de modifier. — Un peu
plus loin, on lit :

… Tubercula etiam quæ φύματα Græci vocant, circa glandem oriuntur.	… On voit encore se for-mer autour du gland ces tu-bercules que les Grecs appel-lent *phymata*.

L'auteur prend soin de faire remarquer ensuite que
les symptômes qu'il a décrits relativement aux ulcères,

« n'appartiennent pas à la gangrène, laquelle se reconnaît à sa couleur noire dès le début. »

... Hæc citra cancrum sunt... Incipit a nigritia.

Il donne alors la conduite à suivre pour cette dernière, puis signale une variété de chancre où celui-ci peut devenir serpigineux (*serpit*). Dans ce cas, « lorsque l'ulcère s'étend irrégulièrement dans tous les sens », il faut l'exciser.

Si vero ulcus latius atque altius serpit...

Par opposition, il décrit, dans le paragraphe suivant, un petit bouton *dur*, à peu près *indolent*, et dont il conseille également l'excision [1].

| ... Occalescit etiam in cole interdum aliquid ; idque omni pene sensu caret : quod ipsum quoque excidi debet. | ... On rencontre encore sur la verge quelque chose de *calleux* et qui est presque entièrement *insensible* : il faut aussi l'exciser. |

Aux § 9 et 10, l'auteur parle de certaines affections de l'anus, comme les hémorrhoïdes, etc., et d'autres siégeant à la vulve ; puis il ajoute au § 11 :

| Fungo quoque simile ulcus in eadem sede (anus vel os vulvæ) nasci solet. | Un ulcère semblable à des fongosités peut aussi survenir à ces mêmes parties (l'anus ou l'entrée de la vulve). |

---

1. L'excision du chancre induré a été pratiquée à plusieurs époques et notamment il y a une dizaine d'années, mais non pas, comme chez les Romains, dans un but de guérison locale. On se proposait d'empêcher l'infection secondaire : malheureusement cette tentative n'a pas été couronnée de succès.

Il s'agit certainement ici de syphilides papulo-hypertrophiques, car les végétations ne sont pas ulcérées.
Ce ne peut être non plus le cancer que Celse décrit
fort bien dans un chapitre à part du livre V, en faisant remarquer qu'on ne l'observe guère que chez les
vieillards (*cancer fit maxime in senibus*) [1].

Il existe certainement une grande confusion dans la
description qu'on vient de lire : mais on ne peut vraiment pas exiger de l'auteur la théorie de la dualité du
chancre avec distinction des deux virus. Il dit ce qu'il
a vu, et c'est déjà fort beau d'avoir su voir, avant l'ère
chrétienne, qu'il y avait des chancres phagédéniques,
des chancres serpigineux et des chancres simples,
c'est-à-dire circonscrits, à grande suppuration ; puis
d'autres ne suppurant pas, enfin ceux dont le caractère principal était la dureté et l'insensibilité. A ces
derniers il refuse même le nom d'ulcères, car il a parfaitement observé que ce symptôme est souvent moins
que rien. Les malades de notre époque qui viennent
nous dire, par simple mesure de précaution, qu'ils
ont *quelque chose à la verge* (aliquid in cole), ne s'expri-
ment pas autrement que Celse. Il ne manquait au
médecin romain, pour être en avance de vingt siècles,
que de ramener ces espèces, qu'il croyait toutes distinctes, à deux types fondamentaux.

Consultons maintenant Pline l'Ancien ou le Naturaliste [2], qui vivait vers l'an 80 de notre ère. Il va nous
donner des détails scientifiques sur le *triste mentum* et
les *sordidi lichenes* que Martial n'a fait que mentionner.

L'auteur rapporte qu'on a observé en Italie, à

1. L. V, ch. xxviii, § 2 et 3.
2. Caïus Plinius Secundus, *Histor. natural.*, lib. XXVI, § 1, 2 et
suiv.

l'époque où il écrivait ses œuvres, des maladies du visage absolument inconnues auparavant. C'étaient, paraît-il, des affections dégoûtantes de la face, se présentant sous des formes variables. La plus grave de toutes reçut le nom grec de λιχήν (*lichen*, dartre vive); mais, « comme elle débutait généralement par le menton, les Latins lui donnèrent tout d'abord, pour plaisanter, le nom de *mentagre* (de *mentum*, menton), dénomination qu'elle a conservée par la suite. »

... latine, quoniam a mento fere oriebatur, joculari primum lascivia, mox et usurpato vocabulo *mentagram*.

Cette maladie ne restait pas localisée à la face, car Pline ajoute qu'elle « descendait aussi sur le cou, la poitrine et les mains, laissant sur la peau de sales *croûtes farineuses*. »

... descendentem vero et in colla pectusque ac manus, fœdo cutis furfure.

C'étaient probablement des syphilides pustulo-crustacées. Quant à la contagion de cette maladie mento-labiale, elle est nettement indiquée par la phrase suivante : « ...se propageant surtout par le *contact rapide* d'un simple baiser ».

... proceres veloci transitu osculi maxime.

Nous ne connaissons guère que le chancre induré ou les plaques muqueuses des lèvres qui soient capables de se transmettre par ce procédé. En outre, ce mal devait être cousin germain de l'*ulcère d'Égypte*, puisque l'auteur dit qu' « on fit venir des spécialistes de cettre contrée, *mère d'affections du même genre*, et que ces médecins ne s'occupaient pas d'autre chose. »

... adveneruntque ex Ægypto genitrice talium vitiorum medici, hanc solam operam afferentes.

Remarquons aussi que Pline s'étonne, tout comme on le fit au xve siècle, de ces symptômes morbides inconnus de toute antiquité (*ab omni ævo priore incognitos*). Il ne serait peut-être pas bien téméraire d'en conclure que la syphilis s'est montrée en différents endroits et à différentes époques par poussées épidémiques où l'un de ses mille et un symptômes prédominait. Endémique chez tous les peuples, elle passait inaperçue en temps ordinaire au milieu des différentes affections cutanées que les Orientaux et les Romains soignaient par l'hydrothérapie et la sudation. Puis, sous une influence qui nous échappe, elle se manifestait avec une violence telle que la nation qui subissait le fléau croyait à un mal jusqu'alors ignoré. C'est ce qui explique pourquoi le naturaliste romain manifeste son étonnement à deux reprises différentes, car il ajoute un peu plus loin : « Cette *maladie contagieuse* n'existait point du temps de nos aïeux ni de nos pères. »

Non fuerat hæc lues apud majores patresque nostros.

N'était-ce point, à peu près dans les mêmes termes, mais dans un latin beaucoup moins pur, ce que disaient les médecins contemporains de l'épidémie du xve siècle ? Pline prétend que le mal fut apporté d'Asie par un chevalier de Pérouse vers le milieu du règne de Tibère. N'a-t-on pas dit aussi, au moyen âge, que les Croisés avaient rapporté la *lèpre* d'Orient ? L'Asie, voilà le foyer central de la syphilis. — Enfin citons l'expression *gemursa*, nom que Pline l'Ancien donnait à une maladie consistant en ulcérations *entre les doigts des pieds*, et qui font penser aux plaques muqueuses interdigitales.

Pline le Jeune, neveu du précédent, écrivait vers la fin du Ier siècle. Il rapporte, dans une de ses lettres, une histoire qui tend à prouver que certains Romains n'étaient pas exempts d'accidents tertiaires. Cette lettre, bien des fois citée, est adressée à un nommé Macer.

Maritus ex diutino morbo circa velanda corporis ulceribus putrescebat.	Un homme marié, *par suite d'une maladie ancienne*, avait, dans les régions que l'on doit tenir cachées, des *ulcères putrides*.

La femme de ce malheureux, née curieuse, voulut absolument voir ce mal, et il faut croire que ce qu'elle vit n'était pas rassurant, car elle perdit tout espoir (*desperavit*) de guérison pour son époux. Elle l'engagea à se donner la mort et, pour le décider, usa d'un moyen qui serait probablement fort peu goûté par les femmes de notre siècle, surtout dans des circonstances analogues. « Car, dit l'auteur, elle se lia étroitement avec son mari, et, se jetant dans le lac (de Côme), l'entraîna avec elle. »

... Nam se cum marito ligavit, abjecitque in lacum.

Nous conclurons de cette histoire que le personnage dont parle Pline avait des gommes ulcérées. Tout milite en faveur de cette hypothèse : d'abord l'auteur dit positivement que ces plaies étaient la conséquence d'une maladie antérieure à marche chronique ; ensuite, les désordres devaient être graves et difficilement réparables, étant donné le parti extrême que prit la femme ; enfin un chancre phagédénique ou aurait guéri sans retour offensif, ou n'aurait pu être dissimulé au début du mariage ; il y a donc eu, entre les deux manifestations morbides, une période de santé apparente : or parmi les maladies des organes sexuels, la syphilis est la seule qui se comporte de cette façon.

D'après Hérodien [1], l'empereur Commode finit par contracter, au milieu de ses débauches, de « grosses *tumeurs dans les aines* et de nombreuses *rougeurs* sur le visage et les yeux. » Il est permis de soupçonner la syphilis, chez ce monarque vicieux et cruel, mais on ne peut l'affirmer.

Valère Maxime (consul en 254), qui écrivit quelques faits mémorables de son temps [2], rapporte un cas où la syphilis, d'après les quelques auteurs qui citent ce passage sans le discuter, aurait joué le rôle principal. Il s'agit d'un jeune homme du nom de Pulcher qui mourut tout simplement d'indigestion (*intemperentia*), mais, selon certains commentateurs, dans le cours d'une *maladie chronique* caractérisée par des *taches de la peau* ayant duré assez longtemps, et par un *état cachectique* déjà bien prononcé au moment de sa mort. Voici le texte :

Pulcher, præterquam quod enervem et frigidam juventum egit, perdito etiam amore vulgatissimæ meretricis infamis fuit, mortisque cru-

Pulcher, bien qu'ayant passé une jeunesse des plus calmes et ignoré Vénus, mena un beau jour une vie scandaleuse, car il se prit d'un amour

---

1. Herodianus, *Histor. romana.* — Hérodien vivait au iiie siècle.
2. Valerius Maximus, *Facta dictaque memorabilia*, lib. III, cap. v, § 3.

bescendo genere consumptus est.	insensé pour une prostituée de bas étage. (*Il contracta une maladie où le corps se couvre de taches rouges et mourut en état de consomption* [1].)

L'auteur ajoute que la mort fut déterminée par une *indigestion de panse de porc* (abdomine avide devorato); le glouton ne put s'assimiler cette masse de graisse, et *rendit l'âme* (spiritum reddidit) avec les lardons [2].

Sans doute on peut se demander pourquoi l'auteur a choisi l'expression *consumptus est* qui implique l'idée de mort lente par dépérissement progressif, tandis qu'il était si simple d'employer l'un des nombreux mots latins qui signifient *mourir* (mortuus est, obiit, interiit, morti occubuit, cecidit, etc.). Mais là n'est pas la question. Cette soi-disant preuve de l'antiquité de la syphilis repose sur un magnifique contresens, et nous sommes surpris qu'aucun des partisans de l'origine américaine ne l'ait remarqué. Ceux-ci ne pourront toujours pas nous appliquer ce reproche d'Human. « On serait tenté de croire, dit-il [3], que c'est une faiblesse commune à tous les auteurs de taire les vérités qui sont contraires aux opinions qu'ils sou-

1. Nous avons mis cette phrase entre parenthèses parce que nous donnons une traduction conforme à la pensée des auteurs qui ont cité le texte latin sans le comprendre, comme nous le démontrerons plus loin.

2. Comme le capitaine Tripet dont parle Rabelais (*Gargant.*, chap. xxxvi), et qui fut tué par Gymnaste. « .... et tombant rendit plus de quatre potées de soupe, et l'âme meslée parmi les soupes. »

3. *Nosographie des malad. vénér.* Paris. — Ce pseudonyme d'Human cache le nom d'un certain docteur Michu qui écrivit, paraît-il, vers 1838.

tiennent. » Si Valère Maxime avait mis *erubescente genere* (participe présent), on pourrait traduire par : *d'une forme éruptive, caractérisée par des rougeurs*; mais il y a *erubescendo* (participe futur), qui signifie : *dont on doit rougir*. Donc ce Pulcher, livré à toutes les débauches, entre autres celles de la table, « est mort d'une façon honteuse », victime de sa gloutonnerie ; et rien n'autorise, dans une traduction rigoureuse, à voir une allusion médicale de la part de l'auteur latin. Que le débauché dont il parle ait eu la syphilis, rien de plus légitime et surtout de plus vraisemblable ; mais notre impartialité nous fait un devoir de déclarer que, selon toute apparence, l'expression de Valère Maxime ne visait pas cette maladie.

Pour en finir avec la médecine et l'histoire, nous rapporterons quelques vers de Lucrèce [1] relatifs à la peste d'Athènes, et qui viennent confirmer les renseignements que nous a transmis Thucydide. Le poète latin chantait la Nature vers l'an 60 ou 55 avant Jésus-Christ, et l'on peut voir, dans sa description, quelques détails ayant trait aux affections vénériennes et peut-être aux accidents tertiaires de la syphilis. Les victimes du fléau n'étaient pas toujours atteintes de la peste proprement dite : il y avait *d'autres manifestations* non moins terribles, car, dit positivement Lucrèce (vers 1204 et suiv.), « évitaient-ils ce flux impétueux de sang empoisonné, la maladie se jetait alors sur les nerfs, les articulations et jusque sur les *organes générateurs* du corps. Aussi les uns, craignant le terrible seuil de la mort, vivaient-ils en abandonnant au fer la dépouille de leur virilité. »

---

1. T. Lucretius Carus, *De rerum natura*, lib. VI.

> Profluvium porro qui tetri sanguinis acre
> Exierat, tamen in nervos hinc morbus et artus
> Ibat, et in partes genitales corporis ipsas,
> Et graviter partim metuentes limina lethi,
> Vivebant ferro privati parte virili.

Avant d'aborder les poésies libres (élégies, odes, satires et épigrammes), il devient nécessaire, pour bien faire comprendre les allusions, les plaisanteries, les sarcasmes et surtout les jeux de mots qu'elles contiennent, de tracer une esquisse rapide des mœurs romaines sous les empereurs, c'est-à-dire dans les premiers siècles de l'ère chrétienne. Comme notre sujet exige, à lui seul, beaucoup de développements, — beaucoup plus surtout que nous l'avions soupçonné dès l'abord, — nous sommes obligé de glisser très rapidement sur ces renseignements accessoires et cependant fort utiles. Ceux qui désireront être pleinement édifiés sur les mœurs incroyables de nos ancêtres de la branche latine, liront avec intérêt les ouvrages déjà cités de P. Dufour, Villemont, Rosenbaum, et surtout le travail plus récent du Dr Dupouy [1]. Ils y trouveront, concernant les Césars qui donnaient le ton, et les citoyens qui les imitaient, des détails à faire frémir et auprès desquels les scandales de Londres rapportés par la *Pall Mall Gazette* (vers 1885) ne sont que des peccadilles insignifiantes. Comparée à la Rome antique, la pudique Albion est encore plus chaste qu'elle ne veut nous le faire croire. Aussi répéterons-nous avec notre immortel Molière [2], pour nous excuser de cette étude scabreuse, mais indispensable :

1. *La Prostitution dans l'antiquité.* Paris, 1887.
2. *Le Tartufe,* acte IV, sc. IV.

> Au moins je vais toucher une étrange matière,
> Ne vous scandalisez en aucune manière.
> Quoi que je puisse dire, il doit m'être permis,
> Et c'est pour vous convaincre, ainsi que j'ai promis.

Rome, qui avait asservi le monde et donné pendant des siècles l'exemple des vertus civiques, ne tarda pas à se laisser envahir à son tour, comme le dit saint Augustin, par la « luxure asiatique. » Les débauches monstrueuses des Orientaux qui n'avaient pu, à Athènes, gangrener la société que d'une façon relative, trouvèrent dans le Latium un terrain bien préparé. Le peuple, enivré par les conquêtes, ne songea plus qu'au plaisir, et, trouvant dans les tributs et les impôts des vaincus des ressources plus que suffisantes pour ses besoins matériels, il se vautra dans la volupté. Laissant les Grecs bien loin derrière eux, les Romains dépassèrent même les Asiatiques, leurs maîtres. Tout le monde connaît ce cri fameux de la populace : *panem et circenses* (du pain et des cirques)! mais il ne faudrait pas croire que les arènes romaines servaient uniquement pour les combats de gladiateurs ou les repas des bêtes féroces nourries de victimes humaines. Il y avait d'autres spectacles où la lubricité s'étalait non seulement avec tous les raffinements du vice, mais revêtait un caractère officiel! nous voulons parler des fêtes Florales dont il est nécessaire d'expliquer l'origine et la nature.

Une courtisane, du nom de Flora, qui s'était enrichie dans l'exercice de sa profession, avait libéralement comblé de sa propre bourse un déficit important du trésor public. En reconnaissance de ce désintéressement, les représentants de l'État instituèrent en son honneur des fêtes annuelles qui portèrent son nom et

rappelèrent l'origine de la *forte somme* donnée. En
effet, à un signal des édiles, les courtisanes sautaient
dans le cirque, se mettaient nues et prenaient des
postures lascives, aux applaudissements d'une populace en délire. Au son des trompettes, des hommes nus
s'élançaient également dans l'arène, et, dit Dufour,
« une effroyable mêlée de prostitution s'accomplissait
publiquement, avec de nouveaux transports de la multitude. » Toutefois il y avait des hommes de mœurs
austères qui étaient loin d'approuver ces débordements
de leurs concitoyens. Le vieux Caton, paraît-il, s'était
une fois fourvoyé dans le cirque le jour des jeux Flo-
raux : sur l'observation des édiles qui le prévinrent
qu'on allait commencer malgré sa présence, s'il ne se
retirait pas, il sortit en se voilant la face. Il faut avouer
que, si la syphilis n'avait été déjà séculaire à cette
époque, elle aurait perdu là une bien belle occasion
de faire son entrée chez les Européens.

La religion était aussi un prétexte à orgies. Il y
avait à Rome une foule de temples qui attiraient les
débauchés des deux sexes, sous les noms de Temple
d'Isis (Vénus), de Vénus Volupia (voluptueuse), Vénus
Salacia (lascive), etc.; les jardins de Priape étaient
aussi fort fréquentés. Ce dieu était représenté avec un
pénis rigide et de dimensions fantastiques : ce phallus
était presque toujours en bois, et le bois qu'on choi-
sissait de préférence était quelquefois le cyprès, mais
le plus souvent le figuier (*ficus*, en latin). Nous n'avons
pas besoin d'expliquer quelle était l'idée sous-entendue
qui guidait ce choix. Il était d'usage à Rome, pour les
futures épouses, de se rendre dans les jardins de Priape
avant la cérémonie nuptiale, et d'offrir au dieu leur
innocence, mais en simulacre. Il n'y avait donc pas de

défloration matérielle; néanmoins la jeune fiancée était tenue de s'asseoir sur l'énorme phallus de façon à en mettre l'extrémité en rapport immédiat avec ses organes génitaux externes[1]. Il n'y avait, à vrai dire, qu'un simple contact, généralement fort court, mais suffisant néanmoins pour propager les maladies vénériennes. C'étaient des vierges, me direz-vous. D'accord; mais je vous répondrai que les vierges de contrebande qui, de nos jours, arborent d'autant plus de fleur d'oranger qu'elles sont moins dignes de cet emblème, ne devaient pas manquer, à Rome, d'aller faire le pèlerinage obligé dans les jardins de Priape, et d'y opérer, pour la galerie, une juxtaposition impossible à contester. Supposez l'une d'elles *ficosissima* (fort contaminée), et la vierge véritable, venue ensuite, aurait pu entendre Celse dire un peu plus tard à son époux surpris, mais furieux d'avoir un chancre : *occalescit* (il est induré)!

Les hommes offraient à Priape les premiers fruits de leur jardin, et s'adressaient à lui pour qu'il les guérît : alors on suspendait autour de sa statue des *ex-voto* rappelant la forme (*consimilis*) de l'organe, c'est-à-dire du phallus. Les femmes, qui avaient recours à Isis, remplissaient son temple d'*ex-voto* analogues, représentant les organes de leur sexe. De sorte, comme

---

1. Le fait est rapporté par plusieurs auteurs et notamment par saint Augustin dans son livre intitulé *Cité de Dieu* (*Civit. Dei,* lib. VI, cap. IX). — Cette coutume vient certainement de l'Inde, car Duquesne rapporte (*Voyage dans l'Inde*) qu'il a *vu*, dans une pagode des environs de Pondichéry, des jeunes mariées qui venaient faire au dieu le sacrifice de leur virginité. On les faisait asseoir sur un Lingam (le Priape indien) en bois ou en fer. Mais il y avait, paraît-il, des pagodes plus *dans le mouvement,* car dans celles-là, dit l'auteur, « les prêtres, plus adroits, ont ravi à ce dieu une fonction aussi précieuse. »

nous l'avons déjà dit, que les temples servaient à deux fins : orgies sexuelles le soir, traitement mystique le matin. Il est bon d'ajouter que les empiriques mâles ou femelles, marchands de drogues et vendeuses de philtres, inondaient de leurs officines les abords de ces temples.

Toutefois il y avait des divinités honnêtes. Vénus elle-même possédait, dans les douze quartiers de Rome, des autels plus convenables 'sous les noms de Vénus Placide, Vénus Chauve, Vénus Victorieuse, et bien d'autres Vénus qui n'encourageaient pas la prostitution : « elles la toléraient à peine, dit Ménière, pour les prêtres qui s'y livraient secrètement. » Au point où en étaient les mœurs du peuple romain, ces divinités-là pouvaient être considérées comme pudiques.

En présence de ces désordres publics autorisés par les lois et la religion, on peut se faire une idée de ce qu'était la débauche privée. Ici ce n'est plus même la luxure proprement dite, ce n'est pas seulement l'absence totale de sens moral, c'est l'aberration du sens génésique et la monstruosité dans l'assouvissement de désirs malsains. Croirait-on que la pédérastie était d'un usage journalier dans l'aristocratie romaine? De nos jours, un père de famille qui se respecte et veut être respecté a l'air d'ignorer quelles sont les distractions de son fils adolescent. Il s'en occupera seulement, pour y mettre bon ordre, le jour où il y aura abus ou menace de danger social. A Rome, au contraire, il était d'usage, dans les familles patriciennes, de donner au jeune homme pubère *un* esclave du même âge comme compagnon de lit, afin qu'il pût satisfaire, selon l'expression de Dupouy, « ses premiers élans » génésiques ! Cette pseudo-maîtresse s'appelait un *concubin* (concubinus). C'est tellement formidable que, si Catulle ne le disait en bon latin [1], on ne le croirait certainement pas. C'est à se demander si l'on rêve ! Aussi recourons bien vite au texte.

Le poète racontant les noces de Julie et de Manlius, s'écrie en s'adressant au jeune homme : « Et toi, époux parfumé, tu as beau dire que tu renonces à regret à tes *mignons imberbes*, mais il faut y renoncer... »

> Diceris male te a tuis
> Unguentate glabris marite
> Abstinere : sed abstine.

On peut en conclure que ces habitudes antiphysiques s'invétéraient : en effet elles persistaient trop souvent après le mariage [2]. A qui la faute? Catulle reconnaît lui-même que le jeune marié est excusable, puisqu'il ajoute : « Tu n'as jamais connu, nous le savons, *que des plaisirs permis*; mais un époux ne les doit plus goûter : il en a d'autres... »

> Scimus hæc tibi, quæ licent,
> Sola cognita : sed marito
> Ista non eadem licent.
> . . . .

1. Caïus Valerius Catullus : LX, *In nuptias Juliæ et Manlii.*
2. C'est ce qui ressort clairement d'une épigramme de Martial (l. VIII, ep. 44) où l'auteur conseille à l'avare Titullus de vivre joyeusement au lieu de thésauriser, car il lui faudra tout quitter le jour de sa mort. « ... Alors, que tu le veuilles ou que tu ne le veuilles pas, ton fils désolé dormira la première nuit avec ton *concubin*. »

> . . . .
> Tuoque tristis filius, velis nolis.
> Cum concubino nocte dormiet prima.

Alors quelles seront désormais les fonctions du concubin? Catulle va nous l'apprendre. Le pauvre concubin ne doit plus compter sur les caresses de son
maître : son seul rôle consiste désormais à jeter les
noix aux enfants après la cérémonie nuptiale : « Donne
des noix aux enfants, concubin inutile... »

> Neu nuces pueris neget.
> Desertum domini audiens
> Concubinus amorem.
>   Da nuces pueris iuers
> Concubine....

C'était l'usage à Rome de jeter des noix aux enfants
quand l'épouse entrait dans la maison de son mari.
Peut-être verra-t-on une trace de cette coutume dans
les dragées de baptême qu'on jette aux enfants, dans
les campagnes, à la sortie de l'église.

Nous étonnerons-nous maintenant qu'un citoyen
romain, Callistrate, se marie publiquement avec un
autre du nom d'Afer? « O Rome! s'écrie Martial, en
est-ce assez ? attends-tu des fruits d'une pareille
union? »

> .... nondum tibi, Roma videtur
> Hoc satis? exspectas numquid ut et pariat [1]?

Ils ne faisaient qu'imiter les Empereurs qui, se croyant
tout permis, donnaient l'exemple de tous les crimes.
Le meurtre, l'adultère, l'inceste, la prostitution s'abri-
taient sous la pourpre impériale! Curion, cité par
Suétone [2] dans son histoire des *Douze Césars*, n'a-t-il
pas pu dire que le vainqueur des Gaules était « le

---

1. Marcus Valerius Martialis, l. XII, épigr. 42.
2. C. Suetonius Tranquillus, *Duodecim Cæsares: J. Cæsar*, LII.

mari de toutes les femmes et la femme de tous les maris »?

… omnium mulierum virum et omnium virorum mulierem.

Oserait-on décrire les monstruosités de Tibère qui ne respectait même pas la première enfance? N'a-t-on pas vu l'infâme Néron épouser en grande pompe le jeune Sporus auquel il avait fait enlever préalablement les organes virils? N'est-ce pas ce même fou couronné qui violenta, en pleine cérémonie religieuse, les deux prêtres qui officiaient [1]? Héliogabale, qui ne sortait pas du rôle passif, ne voulait-il pas céder l'empire à un esclave aux formes athlétiques qu'il avait, lui aussi, solennellement épousé? Arrêtons-nous, car on pourrait croire que nous avons puisé dans un traité d'aliénation mentale et non dans les Annales de l'empire romain!

Le lecteur est suffisamment édifié, il nous semble, sur l'état moral du peuple latin aux temps du paganisme. Il nous reste maintenant à signaler quelques expressions qui reviennent à chaque instant dans les vers des épigrammatistes. Ces auteurs, comme le fait remarquer Darenberg, supposent toujours chez celui qui les lit, la connaissance générale du fait; et alors, sans soupçonner les déductions médicales qu'on devait en tirer seize siècles plus tard, ils se bornent « à faire ressortir un point saillant, ridicule, satirique. » Peu

---

1. D'après Suétone, il s'agit de deux frères attachés aux mêmes autels. Néron, qui les remarqua, ne voulut même pas attendre la fin du sacrifice pour assouvir une passion révoltante, et, comme ils se reprochaient mutuellement leur souillure, le monstre impérial leur fit casser les jambes.

importait à Martial que le débauché Nevolus eût ou
non une affection contagieuse de la région anale :
si le poète a parlé de cette maladie, c'est qu'il y a été
forcé pour bien faire comprendre que son personnage
était ce qu'en termes de médecine légale on appelle un
passif. En effet, c'était là la seule chose considérée à
Rome comme dégradante. On pouvait agir, mais non
subir, ce dernier rôle étant réservé aux vils esclaves
et aux cinèdes au rang desquels on se ravalait en les
imitant. Dans le cas contraire, étant donné que la
pédérastie était admise à Rome, on ne saisirait pas le
côté mordant de cette épigramme du même Martial,
raillerie sanglante dont nous ne ferons qu'indiquer le
sens. L'auteur reproche à un certain Amillus de laisser
toutes ses portes ouvertes quand il reçoit chez lui de
grands garçons : la conclusion est qu'Amillus tient
à être surpris au milieu de sa vilaine besogne. « Celui
qui, en pareil cas, veut faire constater qu'il n'est pas
le patient, fait souvent à un autre moment ce qu'on
peut accomplir sans témoin (ou sans testicule). »

> Reclusis foribus grandes percidis, Amille,
>   Et te deprendi, quum facis ista, cupis;
> . . . .
> Non pædicari se qui testatur, Amille,
>   Illud sæpe facit, quod sine teste facit [1].

Il y a là un jeu de mots facile à saisir entre *testatur*
et *teste*, le mot *testis* voulant dire également *testicule*
et *témoin*. Quant aux termes *percidis* et *pædicari*,
qu'on ne pourrait traduire littéralement que par des
mots d'une obscénité révoltante, ils donneront au
lecteur instruit une idée de l'énergie du style satirique

_____
1. L. VII, épigr. 62.

de cette époque. La langue latine, avec des mœurs comme celles que nous avons dépeintes, était forcément riche en expressions concernant les divers actes de la débauche courante. La langue française — celle de l'Académie, du moins — n'a pas tous leurs équivalents, et la plupart ne pourraient se rendre que par des périphrases difficiles à employer, comme dit Celse, tout en respectant la bienséance. Mais, quand on ne peut aborder un obstacle de front, on le tourne; et, pour le cas qui nous occupe, les termes scientifiques nous seront d'un grand secours quand nous ne pourrons, dans notre interprétation, éluder un mot d'une importance capitale. Donc, de même que le médecin de Rome, « nous ne nous condamnerons pas au silence » pour le seul fait d'une difficulté à vaincre; car la légende de l'origine américaine de la syphilis doit être à jamais détruite! c'est notre *delenda est*, et nous ne pouvons rejeter les textes les plus précieux.

Les sodomités étaient désignés, dans le langage habituel, par les expressions *cinædi*, *pathici*, *pædicones* : c'étaient les instruments passifs de la lubricité contre nature des débauchés romains. Ils avaient encore une autre attribution, active cette fois, exprimée par le verbe *fellare*, et ils prenaient alors le nom spécial de *fellatores*; le féminin *fellatrix* s'appliquait à la courtisane assez avilie pour ne pas reculer devant ces actes répugnants. Les verbes *irrumare*, *cunnilingere*, *lambere*, désignaient, selon l'expression de Ricord [1], « un certain prélude de l'acte viril » : d'où les noms de *cunnilingus*, *irrumator*, donnés à l'individu qui se livrait à ces pratiques. Pour ce qui con-

---

1. *Lettres sur la syphilis.*

cerne les femmes, ce dernier fait était sans doute plus rare à Rome que dans l'île de Lesbos, car Martial ne cite qu'une seule tribade, Philénis :

    .... plane medias vorat puellas [1],

dit-il dans un latin trop imagé pour qu'on ose le traduire. Maintenant, quand nous aurons ajouté pour terminer ces renseignements édifiants, que les piscines romaines étaient ouvertes à tous, et qu'hommes et femmes s'y baignaient pêle-mêle sans le moindre maillot ou même sans le plus petit lambeau d'étoffe, nous aurons appris au lecteur écœuré tout ce qu'il doit savoir pour demeurer convaincu que les Romains avaient la syphilis. Et nous ajouterons qu'ils la méritaient bien.

Le plus ancien des poètes satiriques est *Caius Lucilius*, auteur peu connu de nous, mais dont Horace fait grand cas. Lucilius naquit vers l'an 148 avant Jésus-Christ; il ne nous reste de lui que des fragments épars et sans suite, et dont beaucoup ont été recueillis comme citations dans les ouvrages des auteurs qui écrivirent après lui. On y retrouve toutefois quelques renseignements médicaux qui ont leur importance. En parlant d'un vieillard décrépit et usé par la débauche, il dit qu'on peut voir, « avec la chassie, les *boutons* et les *dartres vives* lui *remonter* aux yeux. »

    Illuvies, scabies oculos huic, deque petigo
    Conscendere [2].

1. L. VII, épigr. 67.
2. *Satires*, l. XX, 6. — Il faut construire : *depetigoque. Deque petigo* est une licence poétique.

Nous ne prétendons pas imposer l'idée de syphilis relativement à ce vers; mais il est intéressant en ce sens qu'il démontre péremptoirement que le mot *scabies* ne s'applique pas toujours, tant s'en faut, à la gale proprement dite [1]. Dans un autre passage, le sens général de la phrase indique que *scabies* désigne une vilaine maladie de la peau et non la démangeaison occasionnée par l'acarus. L'auteur, parlant de femmes à aspect repoussant, dit qu'il a vu une femme du peuple « toute crasseuse et couverte de croûtes. »

> .... Squalitate summa, scabie summa... [2].

Ce n'est probablement pas non plus la simple gale qu'il faut voir chez ce malheureux « abattu, rongé d'ulcères et couvert de croûtes. »

> Tristem, et corruptum scabie, porrigini' plenum [3].

Ici, c'est un médecin qui parle à son malade : « de peur qu'il ne se forme un *bubon* à l'aine; pour n'être pas incommodé par des *papules,* des *tumeurs,* des *enflures aux jambes...* »

> Inguen ne existat; papulæ, tama, ne boa noxit [4],
> . . . .

La fin de la phrase manquant, le vers par lui-même est assez vague, mais il est permis de penser à des

---

1. La gale n'a *jamais* été observée sur la figure : elle ne peut donc pas « remonter aux yeux. »
2. *Sat.,* l. XXVI, 5.
3. *Sat.,* l. XXX, 70.
4. *Fragments,* XXII et XXIII.

accidents syphilitiques [1], car le malade, un peu plus loin, répond au médecin : « Cette *dartre incolore* m'ennuie, mais elle ne me fait pas mal. »

> Hæc odiosa mihi vitiligo est, non dolet, inquit.

S'agit-il là de la syphilide pigmentaire, pseudo-vitiligo du cou? Dupouy, qui a publié une étude intéressante sur les poètes latins [2], conclut à la syphilis pour ce passage de Lucilius.

Catulle, qui vivait vers l'an 50 avant Jésus-Christ, outre ses élégies et ses épithalames, a écrit aussi quelques épigrammes mordantes où l'on retrouve des allusions à la syphilis. Il lance à une courtisane voleuse une apostrophe dont le sens médical sera compris de tout le monde : « Catin *pourrie*, rends-moi mes tablettes! »

> Mœcha putida, redde codicillos [3]!

Plus loin, il flétrit les mœurs plus que relâchées de Jules César après la conquête des Gaules. « Ils sont bien faits pour s'entendre, ces deux affreux sodomites, Mamurra le passif, et César. En effet, l'un à Rome, l'autre à Formies, tous deux ont contracté une *maladie* dont les *taches fort prononcées* ont laissé sur leur corps des traces qui *ne disparaissent pas. Infectés* tous les deux, et réunis dans un même lit... » .

1. C'est peut-être aussi dans ce sens qu'il faut interpréter une phrase de Sénèque passée en proverbe et qui est l'analogue de la poutre qu'on voit toujours dans l'œil de son voisin. « Les *papules* vous choquent chez les autres, quand vous-mêmes êtes couverts d'*ulcères*. » (*Papulas observatis, obsiti plurimis ulceribus.*)

2. *Médecine et mœurs de l'ancienne Rome.* Paris, 1885.

3. *Epigr.*, **XLII**.

> Pulchre convenit improbis cinædis
> Mamurræ pathicoque, Cæsarique.
> Nec mirum : maculæ pares utrisque
> Urbana altera, et illa formiana,
> Impressæ resident nec eluentur.
> Morbosi pariter, gemelli utrique;
> Uno in lecto... [1].

Tel est le texte latin avec sa netteté gênante pour les partisans de l'origine américaine qui ne le peuvent changer. Qu'on traduise comme on voudra, les mots sont là, clairs et limpides : chercher à démontrer que cette roséole contractée au sein de la débauche était de nature syphilitique, ce serait faire perdre toute leur valeur aux vers de Catulle assez éloquents par eux-mêmes. Ajoutons pour l'édification du public que le poète, prié à dîner par César, accepta l'invitation et cessa ses invectives.

Tibulle, poète élégiaque qui écrivait quelques années plus tard (an 42 av. J.-Ch.). adresse à Isis une prière qui témoigne d'une maladie vénérienne, sans qu'on puisse savoir laquelle. « Maintenant, déesse, viens me porter secours ; car tu peux me *guérir* : les nombreux tableaux suspendus dans tes temples en font foi. »

> Nunc dea, nunc succurre mihi : nam posse medere
> Picta docet templis multa tabella tuis [2].

Nous avons déjà dit que les temples d'Isis étaient, comme ceux de Priape, remplis de tableaux votifs, et que ces peintures représentaient uniquement des organes sexuels guéris. L'infidèle Délie avait sans

1. *Epigr.*, LVII.
2. Albius Tibullus, liber I, carmen 3.

doute laissé au pauvre Tibulle un souvenir pénible.
En effet, cette invocation du poète prouve bien qu'il
y avait à Rome des maladies d'origine génitale com-
munes aux deux sexes et vraisemblablement transmissibles. Autrement Tibulle ne se serait pas adressé
à Isis dont les temples ne contenaient que des *ex-voto*
féminins : il savait donc que la déesse était compé-
tente pour son cas particulier, la différence d'organes
n'influant en rien sur la nature et la marche de cette
affection vénérienne.

Vers la même époque (an 40 av. J.-Ch.), apparaissent les œuvres d'*Horace*, le plus célèbre des poètes
satiriques latins. Dans une de ses odes où il se
réjouit, comme citoyen romain, de la mort de Cléopâtre, nous trouvons des vers donnant à penser que
les soldats de cette Africaine avaient des maladies
contagieuses. « Tandis qu'une reine, ayant assemblé
une horde de vils soudards atteints d'une *maladie
honteuse*, se préparait follement à régner sur le Capi-
tole et assistait en espérance aux funérailles de
l'empire.... »

> . . . . dum Capitolio
>   Regina dementes ruinas,
>   Funus et imperio parabat
>   Contaminato cum grege turpium
>   Morbo virorum... [1].

Le mot *contaminatus* voulant dire *souillé, flétri*, on
ne peut guère expliquer autrement que par la syphilis
une *maladie* assez visible pour être notoire chez un
groupe (*grege*) d'individus qu'elle *souillait*. Or, nous
savons que l'idée de *flétrissure* ne s'appliquait, chez

---

1. Quintus Horatius Flaccus, *Carm.*, 1. I, 31.

les Romains, qu'aux affections vénériennes, et qu'ils étaient coulants sur le chapitre de la moralité. Aussi faut-il vraiment la bonne volonté ou le parti pris d'Astruc pour toujours prendre au figuré le mot *mor-bus* (maladie), et le traduire régulièrement par *vice* pour peu qu'on lui soupçonne quelque relation avec l'appareil génital. « Les guerriers de Cléopâtre, dit-il, étaient des sodomites, et ce seul fait ne prouve pas qu'ils avaient la vérole [1]. » D'accord, mais cela ne prouve pas le contraire.

Dans une satire du même auteur, nous voyons un bouffon reprocher à un nommé Cicirrus une maladie sur la nature de laquelle on a déjà bien discuté. Le Romain dont parle Horace portait, sur le côté gauche du front, une cicatrice dégoûtante qui le défigurait.

> . . . . Illi fœda cicatrix
> Setosam lævi frontem turpaverat oris [2].

Le mot *turpaverat* (avait défiguré, souillé) a pour racine *turpis* (honteux), qui implique l'idée de débauche relativement à l'origine du mal. L'auteur va nous dire comment s'appelait ce mal vénérien. « L'ayant beaucoup plaisanté sur son *mal de Campanie*, sur sa figure... »

> Campanum in morbum, in faciem permulta jocatus,
> . . . .

Si l'on ne perd pas de vue que la Campanie est devenue plus tard le royaume de Naples, on reconnaîtra, comme l'ont fait remarquer fort à propos plusieurs

1. Astruc, *De morbis Veneris*, Lutetiæ Parisiorum (*Sur les maladies vénériennes*, Paris, 1740).
2. *Sat.*, lib. I, 5.

auteurs, que ceux qui, au xve siècle, ont appelé la vérole *mal napolitain*, ont, par le fait, traduit l'expression de *morbus Campanus*. Platner, auteur allemand du xviiie siècle, a écrit toute une monographie [1] pour prouver que le mal de Campanie était la syphilis. Dupouy spécifie la nature de ce mal et y voit la *corona Veneris* moderne, ce qui est très admissible.

Enfin dans l'*Art poétique*, au vers 453, on trouve le mot *scabies*.employé pour désigner la maladie contagieuse la plus terrible, la plus à craindre. « De même qu'on fuit et qu'on se garde bien de toucher l'homme atteint des *mauvais boutons*...»

> Ut mala quem scabies. . . . . . urget,
> . . . .
> . . . . . . tetigisse timent fugiuntque. . .

Plus haut au vers 417, on avait déjà vu les enfants se servir de cette expression passée en proverbe : « Le *sale bouton* pour le dernier ! »

> Occupet extremum scabies. . . . .

Juvénal, qui n'était pas encore né lorsque moururent les poètes précédents, écrivit vers l'an 42 après Jésus-Christ : il ne nous fournit qu'un seul document relatif aux maladies vénériennes. Il s'emporte, dans une de ses satires, contre un cinède hypocrite. « Oses-tu bien flétrir l'obscénité, toi, le cloaque le plus connu de la bande socratique ! Cet extérieur mâle, il est vrai, et ces membres velus font croire à une âme virile, mais le médecin qui excise les *marisques* tuméfiées de ton anus épilé sourit d'un air moqueur. »

1. J.-Z. Platner, *De morbo Campano ad verba Horatii*. Lipsiæ. (*Du mal campanien dont parle Horace*. Leipsig, 1732.)

> ..... Castigas turpia, cum sis
> Inter Socraticos notissima fossa Cinædos :
> Hispida membra quidem, et duræ per brachia setæ
> Promittunt atrocem animum; sed podice lævi
> Cæduntur tumidæ, medico ridente, mariscæ [1].

Ces productions anales, spéciales aux sodomites passifs, étaient évidemment contagieuses puisqu'elles excitaient le sourire des médecins qui en devinaient l'origine. Des hémorrhoïdes n'ont rien de risible; quant aux végétations, elles ne sont pas contagieuses, et l'on sait qu'elles peuvent se montrer, même en grande abondance, chez la femme la plus honnête sous la seule influence de la grossesse : chez l'homme, la malpropreté, cause d'irritation, peut. également suffire. Les *marisques* répondent donc beaucoup mieux à des syphilides hypertrophiques (*tumidæ*) qu'à toute autre chose. Toutefois le traitement des Romains était brutal : on l'a d'autant plus volontiers abandonné de nos jours que le traitement interne suffirait à la rigueur.

Vingt ans plus tard, sous le règne de Néron (vers l'an 65 apr. J.-Ch.), nous voyons apparaître presque en même temps les œuvres de deux poètes satiriques, *Perse* et *Martial*. Bien que le genre de Perse soit tout différent de celui de Martial, et que l'obscénité dans le langage soit aussi rare chez le premier qu'elle est fréquente chez le second, on peut cependant saisir au vol, pour ainsi dire, quelques traits mordants qui font certainement allusion à des accidents vénériens, sinon syphilitiques. Aussi sommes-nous étonné de ne les voir signalés par aucun des auteurs partisans de l'origine

---

1. Decimus Junius Juvenalis, sat. II.

ancienne. Seul, Dupouy a remarqué, dans la deuxième
satire, une allusion à la *race pourrie de Messala* (Messalæ lippa propago [1]). Le mot *lippa*, qui s'applique
à une maladie des paupières, rappelait, dans la pensée
de l'auteur, une maladie honteuse dont aurait été
atteint un certain Cotta Messalinus, descendant de
Messala. Ce Cotta, au dire des historiens Tacite et
Tite-Live, et même de Cicéron, se serait épuisé par
tous « les excès de la débauche : il en portait sur la
figure les *traces honteuses*; ses paupières étaient mangées par les humeurs et elles se retournèrent. » C'est
en raison de ces témoignages que Dupouy s'est cru
autorisé à traduire le mot *lippa* qui veut dire mot à
mot *aux yeux pleins d'humeurs* par l'adjectif *pourrie*.
D'ailleurs l'illustre général Messala n'eut pas de chance
avec sa lignée : c'était de lui aussi que descendait la
trop fameuse Messaline. Cette impératrice nymphomane, désertant la couche de Claude, le César imbécile, allait passer toutes ses soirées dans « l'antre
enfumé d'un lupanar » sous le nom de guerre de
Lycisca, et n'en sortait qu'à regret, dit le poète,
« exténuée, mais jamais assouvie. »

> Et lassata viris, sed non satiata recessit [2].

Dans la satire III, de Perse, au vers 113, nous relevons un membre de phrase qui, étant donné le ton
général du discours, est relatif à une maladie qu'on
n'avouait pas et qui peut faire penser à un accident
secondaire : « Ta bouche délicate recèle un *ulcère
putride...* »

> . . . . . tenero latet ulcus in ore
> Putre. . . .

1. Aulus Persius Flaccus, sat. II.
2. Juvenalis, sat. VI.

Nous sommes surpris que Dupouy n'ait vu dans ce mot *ulcus* que des *aphthes* de la bouche; il est vrai qu'il a oublié de traduire le mot *putre*, sans quoi il aurait remarqué tout de suite que les aphthes, qui ne sont jamais infects, ne pouvaient rendre la pensée de l'auteur. Nous aurions plutôt compris le diagnostic : *stomatite ulcéro-membraneuse*; mais cette affection, spéciale à l'enfance et relativement rare chez l'adulte, ne justifie pas le ton ironique de Perse. — De même, au vers 43 de la satire IV, l'auteur fait allusion à une ulcération d'origine vénérienne, mais siégeant cette fois aux organes génitaux. « Tu as une *blessure secrète* plus bas que les hanches... »

> . . . . Ilia subter
> Cæcum vulnus habes. . .

Ici encore le ton moqueur de toute la satire prouve bien qu'il s'agit de ce qu'on appelle de nos jours, en employant une métaphore analogue, un *coup de pied de Vénus* au-dessous de l'ombilic. — Au vers 57 de la satire V, le poète désigne l'infection générale de l'organisme. « Celui-là est *pourri* par la débauche... »

> . . . . ille
> In venerem est putris. . .

Enfin, dans la satire II, on remarque ce membre de phrase : « Il est couvert d'*ulcères*; une bile âcre l'étouffe... »

> . . . . . . namque est scabiosus, et acri
> Bile tumet.

Nous verrons plus loin, à propos d'Ausone, quelle était, pour les Romains, la valeur pathologique de l'expression *scabiosus*.

Abordons maintenant *Martial*, l'un des auteurs les plus licencieux de l'antiquité, mais celui dont les œuvres nous fournissent la plus riche collection de documents. Le lecteur sait maintenant, après l'esquisse sommaire des mœurs romaines que nous avons donnée, ce à quoi il peut s'attendre. Néanmoins nous nous ferons une loi, en traduisant, de rester correct dans le sens médical du mot, tout en nous efforçant d'être persuasif au point de vue de la thèse que nous soutenons. Nous examinerons tout d'abord les textes qui ont trait à des affections vénériennes sans préjuger de leur nature. Dans cet ordre d'idées, nous trouvons tout d'abord l'épigramme tant de fois citée et relative à un sodomite passif qui communiqua des accidents contagieux à un adolescent. « Ton jeune esclave a *mal au pénis* ; toi, Névolus, c'est à la *région anale* : je ne suis pas sorcier, mais je suis fixé sur tes habitudes. »

> Mentula quum doleat puero, tibi, Nævole, culus :
> Non sum divinus, sed scio quid facias [1].

Cette affection que Martial mentionne uniquement pour prouver la *passivité* de son personnage, se rapporte soit à des accidents syphilitiques, soit à des chancres mous. On nous fera peut-être l'objection puérile qu'il s'agit là d'une douleur des parties irritées, mais le texte lui-même prouve le contraire, car la contagion est évidente.

Plus loin il s'agit d'une courtisane célèbre par sa beauté sculpturale, et que Martial dénonce comme dangereuse pour la jeunesse oisive ; mais il ne spécifie pas la nature de la maladie *professionnelle* dont elle

---

1. Marcus Valerius Martialis, l. III, épigr. 71.

est atteinte. « Je te recommande, Rufus, de prendre garde que Chioné ne lise mon opuscule. Elle est *blessée* par mes vers ; mais elle aussi *peut blesser*. »

> Ne legat hunc Chione, mando tibi, Rufe, libellum.
> Carmine læsa meo est ; lædere et illa potest [1].

Il en est de même de cet autre jeu de mots un peu plus compliqué, où l'auteur parle d'une maladie de la verge dont il ne détermine pas la nature. « Le Grec Baccara a confié à un médecin, son rival, le soin de *guérir son pénis* : Baccara va devenir eunuque (ou Gaulois) ! »

> Curandum penem commisit Baccara Græcus
> Rivali medico : Baccus Gallus erit [2].

La finesse de cette plaisanterie repose sur le double sens du mot *gallus* qui veut dire *prêtre de Cybèle, châtré*, ou bien *Gaulois*. Ce Grec allait changer de *nationalité* en perdant sa *virilité* par suite de sa confiance imprudente : de même un cheval qui a subi la castration prend le nom de cheval *hongre*, quand même il n'aurait jamais quitté le sol de l'Amérique, par exemple, qui ne touche en rien à la Hongrie. Qu'on nous passe nos comparaisons quelquefois triviales, mais nous y sommes en quelque sorte forcé, car un calembour en langue étrangère est toujours difficile à saisir ; et Martial, qui est coutumier du fait, nous en donne d'autres encore plus obscurs que nous expliquerons plus loin.

Maintenant devons-nous voir des accidents terribles de la syphilis tertiaire ou un épithélioma ulcéré

1. L. III, épigr. 97.
2. L. XI, épigr. 74.

dans ce mal horrible qui conduisit au suicide un chevalier romain? les deux opinions peuvent se défendre.
« La gorge indignement attaquée par une *cruelle* et
dévorante *maladie* qui faisait de funestes progrès sur
son visage, Festus, sans verser une seule larme, a con-
solé ses amis en pleurs et prit la résolution d'aller
visiter les bords du Styx. »

> Indignas premeret pestis quem tabida fauces
> Inque ipsos vultus serperet atra lues;
> Siccis ipse genis flentes hortatus amicos
> Decrevit Stygios Festus adire lacus [1].

On n'est pas plus renseigné sur la nature du virus
malin qui fit mourir Démétrius, l'esclave confident de
Martial. « Comme le *mal impie* consumait sa victime... »

> Ureret implicitum quum scelerata lues [2]
> . . . .

Plus loin, il s'agit de *tumeurs* que Martial reproche
à un débauché : elles étaient certainement vénériennes
et on les rencontrait principalement chez les *prêtres de
Cybèle*, eunuques qui se livraient à la sodomie passive.
Il paraît que ces tumeurs étaient *ulcérées* ; et, comme
elles ont pris le nom du pays d'où elles sont venues
(la Syrie), on peut y voir des syphilides papulo-hypertrophiques ou plutôt encore des gommes ulcérées.
« Je n'ai pas dit, Coracinus, que tu étais un sodomite,...
j'en jure par tes *tumeurs syriennes*,... ce que j'ai dit est
une chose notoire et que toi-même tu ne chercheras
pas à nier : j'ai dit que tu étais un *cunnilingus*. »

1. L. 1, épigr. 79.
2. L. I, épigr. 102.

> Non dixi, Coracine, te cinædum :
> . . . .
> Juro per Syrios tibi tumores,
> . . . .
> Quod notum est, quod et ipse non negabis:
> Dixi te, Coracine, cunnilingum [1].

On pense tout de suite au parfum spécial de l'angine syphilitique pour cette mauvaise odeur de la bouche que Martial a signalée chez les *fellatores*, les *cunnilingi* et les *pædicones* : ces individus étaient en effet plus souvent que les autres à la source du mal. L'auteur s'adresse à un nommé Fabullus : « Tu dis que les pédérastes *sentent de la bouche...* »

> Pædiconibus os olere dicis [2].

Déjà l'auteur prenant à partie un nommé Zoïle, à qui il en voulait certainement, lui avait décoché cette sanglante injure : « Tu dis que les avocats et les poètes ont mauvaise haleine : mais, Zoïle, c'est encore *pire* chez le *fellator* ! »

> Os male caussidicis et dicis olere poetis ;
> Sed fellatori, Zoïle, pejus olet [3].

On peut croire à des accidents tertiaires précoces [4] pour la maladie de la jeune Canacé, la belle enfant

1. L. IV, épigr. 43.
2. L. XIII, épigr. 87.
3. L. XI, épigr. 30.
4. En 1881, nous avons pu observer à l'hôpital de Lourcine (salle Astruc), où nous remplacions alors un de nos amis en qualité d'Interne, une fille de vingt ans atteinte d'une syphilide ulcéreuse qui lui avait détruit les ailes du nez. Les accidents tertiaires s'étaient montrés *quelques mois après le chancre*, et la rétraction cicatricielle finit par amener l'athrésie des

dont Martial composa l'épitaphe. L'âge de cette jeune victime des débauches du temps exclut l'idée de cancer. « Ici le genre de mort est encore plus triste que le trépas lui-même. Une *maladie affreuse* a détruit son visage ; elle s'est fixée sur sa bouche délicate : le *mal cruel* a dévoré ce siège des baisers et ravit presque tout entières au bûcher ses lèvres d'enfant ! »

> Tristius est leto leti genus : horrida vultus
> Abstulit et tenero sedit in ore lues ;
> Ipsaque crudeles ederunt oscula morbi
> Nec tota sunt nigris tota labella rogis [1].

L'épigramme suivante nous fixe sur la nature du terme *ficus* : on voit bien que la manifestation principale de la maladie consistait en ulcères vénériens, et que l'individu infecté (*ficosus*) était un danger pour ses proches. Dans cette *famille syphilitique* [2], le virus s'est répandue comme une traînée de poudre. « La femme a des *fics* (je devrais dire des *syphilides*), le mari a des *fics*, la fille a des *fics*, le gendre et le petit-fils en ont également. L'économe, le fermier, le rustique journalier, le laboureur, sont tous atteints de ce *honteux ulcère*. Ainsi tous, vieux comme jeunes, ont des *fics* :

narines. La malade resta plusieurs années à l'hôpital. Empressons-nous de dire que c'est le seul cas de ce genre, au point de vue de la gravité des lésions, qu'il nous ait été donné d'étudier depuis que nous voyons des syphilitiques, c'est-à-dire depuis 1873.

1. L. XI, épigr. 91.

2. Les cas de ce genre ne sont malheureusement pas rares. En 1874, étant attaché au service des vénériens de l'hôpital Saint-Sauveur, à Lille, nous eûmes à cautériser les syphilides anales et buccales d'un individu en même temps que celles de son fils âgé de dix à douze ans et couché dans la même salle. Interrogé sur l'origine de la syphilis de l'enfant, le père nous apprit que sa femme et sa petite fille, âgée de cinq ans, étaient

c'est bien surprenant, car il n'y a pas un *figuier* dans leurs champs. »

DE FAMILIA FICOSA

Ficosa est uxor, ficosus est ipse maritus;
  Filia ficosa est, et gener atque nepos.
Nec dispensator, nec villicus, ulcere turpi,
  Nec rigidus fossor, sed nec arator eget.
Quum sint ficosi pariter juvenesque senesque,
  Res mira, ficos non habet unus ager [1].

Martial, selon sa coutume, ne relate ce cas pathologique que pour avoir l'occasion de faire un calembour. La plaisanterie roule sur les mots *ficus*, figuier, arbre qui donne les *figues*, et *ficosus* celui qui est atteint de *fics*, fruits de l'arbre imaginaire, mais productif, que notre époque a nommé le *virus syphilitique*. Une épigramme où Martial fait parler Priape, donne entièrement raison à cette manière de voir. « Je ne suis pas d'orme fragile, et cette colonne rigide n'est pas d'un bois pris au hasard : elle est formée d'un cyprès plein de vie..... Qui que tu sois, misérable ! redoute-la : car si ta main rapace blesse tant soit peu les rameaux de cette vigne, le cyprès greffera malgré toi un *figuier* sur ton corps. »

dans le même cas. Une seule éponge servait aux ablutions de toute la famille! La syphilis avait passé du père à la mère, et de la mère aux enfants. — Par contre, nos collègues d'externat à l'hôpital Saint-Antoine en 1879 (service de M. Duguet) doivent se rappeler cette femme de soixante-cinq ans qui portait, au-dessous du nez, un magnifique chancre induré suivi de roséole, etc. C'était une priseuse dont la lèvre supérieure, irritée et souvent gercée, présenta une surface bien disposée pour l'absorption du virus que lui communiqua fort innocemment son fils dont elle pansait les plaies (de nature syphilitique). Elle avait oublié de laver ses doigts avant de prendre son tabac.

1. L. VII, épigr. 71.

> Non sum de fragili dolatus ulmo;
> Nec quæ stat rigida. . . . . . .
> De ligno mihi quolibet columna est,
> Sed viva generata de cupresso ;
>
> . . . .
> Hanc tu quisquis es, ô malus, timeto :
> Nam si vel minimos manu rapaci
> Hoc de palmite læseris racemos;
> Nascetur, licet hoc velis negare,
> Inserta tibi ficus a cupresso [1].

Cette *pointe*, comme on disait au temps de Louis XIV, doit être expliquée ainsi : le *figuier* fictif greffé sur le profanateur lui fera récolter des fruits véritables qui seront, non pas des figues, mais des *fics*. L'ode 42 des *Priapées*, dont on trouvera plus loin la traduction, et le nouveau calembour de Martial que nous allons rapporter, prouvent que les deux sens que nous avons donnés au mot *ficus* étaient bien dans la pensée des poètes latins. « Parce que je me suis servi de l'expression *ficos* (fics), tu te moques de moi, Cécilianus, comme si j'avais fait un barbarisme, et tu prétends qu'on doit dire *ficus* (contraction pour *ficues*, figues) : nous appellerons *ficus* (figues) les fruits qui naissent sur l'arbre que nous connaissons (le figuier); mais, pour *ceux qui poussent sur ta personne*, nous emploierons le mot *ficos* (fics). »

> Cum dixi *ficos*, rides quasi barbara verba,
> Et dici *ficus*, Cæciliane, jubes :
> Dicemus *ficus*, quas scimus in arbore nasci :
> Dicemus *ficos*, Cæciliane, tuos [2].

Ce devaient être des *fruits* analogues ces boutons vulvaires que l'auteur supposait à la courtisane Lauféia ;

1. L. VI, épigr. 49.
2. L. I, épigr. 66.

et, si celle-ci refusait d'aller au bain avec lui, c'était sans doute de peur qu'il ne les aperçût. Aussi Martial se demande-t-il si c'est de la pruderie mal placée, « ou si ses aines ulcérées laissent voir un trou béant, ou si elle n'a pas aux parties génitales *quelque chose qui fait saillie.* »

. . . .

Aut infinito lacerum patet inguen hiatu,
Aut aliquid cunni prominet ore tui [1].

Les contradicteurs ne manqueront pas de voir une chute de matrice avec procidence du col utérin, dans ce « quelque chose de saillant aux grandes lèvres. » Mais le prolapsus utérin est exceptionnel chez les courtisanes, lesquelles accouchent rarement, et, en tous cas, bien incompatible avec leur genre de vie. Martial, qui a passé en revue les imperfections physiques que pouvait présenter cette demi-mondaine (mamelles pendantes, peau ridée, etc.), aborde ensuite le chapitre des maladies, les bubons de l'aine et les boutons des organes sexuels. Dans l'idée de l'auteur, il s'agit d'une affection vénérienne que Lauféia n'aurait pas voulu laisser voir, et on comprend pourquoi : la périphrase de Martial vise les plaques muqueuses hypertrophiques. Quant aux végétations, elles sont trop peu de chose pour entrer en comparaison avec les « plaies béantes de l'aine »; il est donc plus rationnel de penser au *ficus,* le mal classique. Aussi sommes-nous bien sûr que Lauféia, en lisant cette mordante épigramme, ne s'est pas demandé deux fois quels étaient ces *boutons* que pouvait lui supposer le poète.

1. L. III, épigr. 72.

Voici maintenant une série d'expressions qui désignent divers groupes de syphilides cutanées dont quelques-unes sont localisées à la face et principalement
à la bouche. Avec ce que Pline l'Ancien nous a appris,
en présence des mœurs dépravées de l'ancienne Rome,
et en raison de la manie du baiser qui y régnait alors,
il y a lieu de croire que plus d'un chancre induré des
lèvres a été le prélude de cette symptomatologie variéc.
Le poète satirique s'emporte comme Molière contre
ces « donneurs d'embrassades frivoles » ; mais, si celles-
ci ne produisaient, sous le règne de Louis XIV, que
l'indignation d'Alceste, elles avaient, au temps de
Martial, des conséquences autrement sérieuses. « Il n'y
a pas moyen, Bassus, d'échapper aux donneurs de
baisers... Ni l'*ulcère malin*, ni les *pustules bien luisantes*, ni le *triste mal du menton*, les *dartres repous-
santes*... ou la roupie congelée au bout du nez ne sau-
raient être un obstacle suffisant pour eux. »

> Effugere non est, Basse, basiatores.
> . . . .
> Non ulcus acre, pustulæve lucentes,
> Nec triste mentum, sordidique lichenes,
> . . . .
> Nec congelati gutta proderit nasi [1].

Quand on a lu tout ce qui précède, peut-on décem-
ment, comme certains auteurs, voir un cancer de la
langue dans le *mal indécent* de Mannéius. Ce libidineux,
dont nous passerons les exploits sous silence pour ne
retenir que le fait pathologique, a eu évidemment une
maladie vénérienne directement transmissible : or
jamais le cancer n'a été contagieux ni considéré

____

1. L. XI, épigr. 98

comme vénérien. Nous ne reproduirons pas en entier le texte trop énergique de Martial. « ... Une *maladie honteuse* a condamné au repos cet organe insatiable : maintenant Mannéius *ne peut plus être pur* ni impur. »

> Linguâ maritus. . . . .
> . . . .
> Partem gulosam solvit indecens morbus :
> Nec purus esse nunc potest nec impurus [1].

Ici encore il y a un jeu de mots que l'auteur n'a pu s'empêcher de faire ; c'est entre *purus* et *impurus* : le débauché ne peut plus être *pur*, au physique, c'est-à-dire sain, ce qui suppose un sang vicié, une infection *générale* de l'organisme ; il ne peut pas non plus continuer à être impur, au moral, c'est-à-dire impudique, puisque la manifestation *locale* de la maladie l'arrête net. Donc ceux qui ont vu dans ce mal une paralysie (*solvit*), ont fait un contresens, car on peut avoir une paralysie labio-glosso-laryngée sans cesser d'être sain (*purus*). Or, comme le chancre mou n'est pas observé à la région céphalique, — ou du moins ne l'a jamais été d'une façon positive en dehors des inoculations expérimentales [2] pratiquées pour vérifier ce fait, — nous sommes obligé d'en conclure que l'*indecens morbus* des Romains était la syphilis. N'est-ce pas une aventure analogue qui arriva à Zoïle déjà nommé, cet émule de Mannéius que le poète plaint d'une façon ironique ? « Un astre malin *a frappé* subitement ta langue, Zoïle... »

> Sidere percussa est subito tibi, Zoïle, lingua [3],
> . . . .

1. L. XI, épigr. 61.
2. Cf. Follin, *Traité de path. ext.*, t. 1, p. 639 ; — Nadau des Islets, *de l'Inoculat. du chancre mou à la région céphaliq.* ; Th. de Paris, 1858.
3. L. XI, épigr. 85.

Pour en finir avec Martial, nous expliquerons encore deux calembours dont le mot *ficus* fait naturellement tous les frais. « Labiénus a vendu ses jardins pour acheter de jeunes esclaves : maintenant Labiénus n'a plus qu'un *verger de figuiers* (ou un *parterre de fics*). »

> Ut pueros emeret Labienus, vendidit hortos,
> Nil nisi ficetum nunc Labienus habet [1].

Pour bien saisir le sens de ce trait satirique, il ne faut pas oublier que ces jeunes garçons étaient destinés au même sort que les mignons de Henri III, mais avec cette différence que les esclaves romains étaient forcés de le subir, tandis que l'assassin du duc de Guise n'avait que l'embarras du choix parmi les jeunes seigneurs de son entourage. C'était à qui, parmi ces *papillons de cour*, comme on les appelait, aurait offert ses complaisances au royal pédéraste. Labiénus, pour arriver au même résultat, a dû vendre ses terres. Martial lui dit en plaisantant qu'il s'expose à une autre récolte. En effet le mot *ficetum* change de sens selon son radical : s'il dérive de *ficus, ûs*, il voudra dire, comme *ficaria* : figuerie, plantation de figuiers ; si la racine est *ficus, i*, le dictionnaire latin-français donne comme traduction : « corps couvert de fics. » Or nous savons que le *ficus* est une excroissance charnue, arrondie, ulcérée et contagieuse. C'est bien là le signalement de la plaque muqueuse vulgaire, et on ne peut cependant pas, et pour cause, s'étonner outre mesure que Martial n'ait pas employé l'expression « syphilide ». Dans l'esprit du poète, les concubins achetés par Labiénus dans un but ignoble pouvaient, en raison de leurs

1. L. XI, épigr. 33.

fonctions répugnantes, constituer, tout comme les filles publiques de notre siècle, le *ficetum*, c'est-à-dire des foyers de syphilis. — L'allusion est encore plus voilée dans l'épigramme suivante qui ne signifierait rien pour nous si l'on n'épluchait, pour ainsi dire, chaque mot l'un après l'autre. « Si tu ne cesses pas, Hédylus, de te faire porter par deux *chèvres* accouplées, toi qui n'étais encore que *figuier*, tu deviendras bientôt *figuier sauvage*. »

> Gestari junctis nisi desinis, Hedyle, capris,
>   Qui modo ficus eras, jam caprificus eris [1].

Le jeu de mots porte sur les doubles sens de *ficus* (*fic* ou *figuier*) et de *capra*, qui veut dire *chèvre* ou *prostituée*. De nos jours, le langage des rues désigne aussi ces malheureuses sous des noms d'animaux. A Rome, en argot latin, on les appelait *lupa* (louve), d'où *lupanar*, mot devenu français, ou encore *capra* (biche), etc. ; de sorte que le sens sous-entendu de ces deux vers est le suivant : Si tu continues, Hédylus, à vivre constamment avec deux filles de bas étage, toi (figuier) qui avais déjà vu pousser sur ton individu des bourgeons vénériens (*fics*), tu ne vas pas tarder à recueillir un virus de carrefour (*caprificus*), c'est-à-dire tout ce qu'il y a de plus grave parmi les maladies qu'on peut contracter dans la débauche crapuleuse. » Telle l'interprétation que nous proposons sans l'imposer ; il nous semble difficile d'exprimer autrement le sens de cette phrase qui ne voudrait rien dire avec le mot à mot classique. Nos termes sont quelquefois un peu crus, mais on reconnaîtra avec nous que, étant donné

1. L. IV, épigr. 52.

le sujet, il est bien difficile de faire comprendre des calembours dans un idiome qu'on ne parle plus, en se bornant au langage des salons. Le plus grand nombre ignorent l'antiquité de la syphilis, beaucoup la nient, pendant que nous, avec quelques autres, nous l'affirmons. On veut des preuves : en voilà.

Nous allons examiner maintenant les *Priapées* [1], qui complètent en quelque sorte les épigrammes de Martial, et nous fournissent de précieux renseignements. Les *Priapées*, ouvrage anonyme, constituent un recueil de poésies légères adressées à Priape par des auteurs multiples, et qui ont été composées à des époques différentes. En somme, ce sont des inscriptions trouvées sur des pierres qui ornaient les jardins de Priape, ou sur le socle même de la statue du dieu. L'édition de Padoue, que nous indiquons, est une des plus complètes.

Une de ces odes, où l'auteur fait parler Priape, témoigne de l'habitude qu'avaient les poètes de l'époque de faire des vers pour le dieu des jardins. « Que chacun de ceux qui viendront ici devienne poète, et qu'il me dédie des vers légers. Celui qui y manquera se promènera *couvert de fics* au milieu des poètes experts (dans les choses érotiques). »

> Quisquis venerit hic, Poeta fiat :
> Et versus mihi dedicet jocosos.
> Qui non fecerit : inter eruditos
> Ficosissimus ambulet Poetas [2].

Voilà un ultimatum nettement posé : des vers anacréontiques, sinon une syphilis sévère; choisissez! —

---

1. Priapeïa, *sive diversorum poetarum in Priapum lusus...* Patavii, 1664.
2. Carmen 14.

L'ode suivante, où se trouve un jeu de mots dont nous avons déjà parlé, pourrait provenir de Martial, car c'est bien là son genre et son style. « Le fermier Aristagoras, enchanté de la réussite de ses vignes, t'offre des fruits en cire. Mais toi, Priape, qui te contentes de l'image du fruit qui t'est consacré (la figue), fais en sorte que ce campagnard porte sur sa personne des *fruits véritables* (des fics). »

> Lætus Aristagoras natus bene villicus uvis
> De cera facta dat tibi poma, Deus.
> At tu, sacrati contentus imagine pomi,
> Fac, veros fructus ille, Priape, ferat [1].

Ces *fruits* devaient être analogues à ceux du Cécilianus dont parle Martial. (Voir plus haut.)

Autre part nous constatons que le traitement était souvent terrible, et que cependant la maladie, à la suite d'un vœu à Priape, c'est-à-dire abandonnée à elle-même, pouvait guérir spontanément. Évidemment le régime et l'hygiène étaient la cause de la cure sans en avoir les honneurs, mais c'est ainsi que se comporte souvent la syphilis. Il s'agit d'un *ex-voto* dont nous rapportons la formule originale. « Vous demandez pourquoi on a représenté sur un tableau votif le membre qui nous a procréés? Voici. Alors que mon pénis était *sérieusement endommagé*, et que, infortuné! je redoutais la *main du chirurgien*, je n'osais pas non plus m'adresser à ceux de nos dieux que la médecine concerne, comme, par exemple, Apollon et son fils Esculape. Ils sont trop imposants et il me semblait bien hardi de leur demander de *guérir ma verge...* »

1. Carm. 42.

Voti solutio [1].

Cur pictum memori sit in tabella
Membrum quæritis, unde procreamur.
Cum penis mihi forte læsus esset,
Chirurgique manum miser timerem,
Dis me legitimis, nimisque magnis,
Ut Phæbo, puta, filioque Phæbi,
Curatum dare mentulam verebar.

. . . .

Le malheureux malade s'adresse alors à Priape et lui demande d'apporter du remède à l'organe qui, sur sa statue, est représenté avec des dimensions égales au reste du corps, et dont il est le dieu tutélaire. « Si tu me guéris *sans amputation*, je ferai peindre l'organe que tu auras soulagé et je te ferai hommage du tableau. L'image représentée sera en tous points semblable à l'original, tant comme grosseur que comme forme et comme coloration. Le dieu promit, fit un signe d'acquiescement et *exauça mon vœu*. » Tout autre dieu aurait remué la tête; mais, chez Priape, ce n'était pas la partie la plus remarquable.

. . . .
Qua salva sine sectione facta,
Ponetur tibi picta, quam levaris,
Parque, consimilisque concolorque
Promisit fore : mentulam [2] movit
Pro nutu deus, et rogata fecit.

Une prière d'amoureux nous démontre d'une façon péremptoire que, parmi les affections vénériennes, le

1. Carm. 37.
2. D'où est venu le mot *mentule* qu'on retrouve dans les écrits du moyen âge. « Et tirant sa mentule en l'aer, les compissa si aigrement qu'il en noya deux cent soixante mille quatre cent dix et huict... » (Rabelais, *Gargant.*, ch. xvii.)

ficus était la maladie courante et la plus à craindre. D'ailleurs, c'est toujours elle que les auteurs latins mettent en avant quand il s'agit d'une menace divine, d'une injure ou d'une contagion à redouter dans la fréquentation intime des demi-mondaines de la *Via Appia* (Voie Appienne), le boulevard des Italiens de l'ancienne Rome. Le jeune adorateur de l'horizontale en question en est pour ses frais de galanterie : comme on l'amuse avec de bonnes paroles et que le moment psychologique n'arrive jamais, il finit par se dire qu'il y a là-dessous quelque mystère. Il se demande alors si elle n'est pas *en pleine évolution syphilitique*, ce qui expliquerait tout. « N'est-ce pas ton avis, Priape ? s'écrie-t-il : cette jeune belle qui me fait aller doit être *couverte de fics*, car elle ne m'accorde aucune faveur, tout en disant qu'elle ne refusera pas toujours : en attendant elle trouve chaque fois un prétexte pour me remettre à plus tard. »

Quædam, si placet hoc tibi, Priape,
Ficosissima me puella ludit,
Et non dat mihi, nec negat daturam ;
Causasque invenit usque differendi [1].
. . . .

Comme malgré tout il en est fort épris, il promet à Priape des couronnes de fleurs s'il réussit, sans fixer de date. Ceci semble indiquer que le *ficus* était curable et que la maladie cessait à un moment donné d'être contagieuse. — On ne peut guère expliquer que par des gommes ulcérées des parties génitales ou des chancres phagédéniques ces ulcères vénériens où les vers se mettaient. L'auteur anonyme s'adresse à une pros-

____

1. Carm. 50.

tituée livrée à toutes les débauches. « Fille des rues, toi qui n'es pas plus candide qu'un Africain, mais plus vicieuse que tous les sodomites ensemble... » Il termine en disant qu'il faudrait bien dix poignées de roquette [1] pour nettoyer les trous qu'elle a dans les aines, et racler les *vers qui grouillent* à ses parties génitales.

> O non candidior puella Mauro,
> Sed morbosior omnibus cinædis.
> . . . .
> Erucarum opus est decem maniplis,
> Fossas inguinis ut teram, dolemque
> Cunni vermiculos scaturientes [2].

Un poète satirique, *Ausone*, qui vivait en l'an 340, c'est-à-dire près de trois siècles après Martial, nous a laissé quelques poésies légères (épigrammes libres), parmi lesquelles nous avons remarqué une épigramme que nous sommes surpris de ne trouver signalée par aucun auteur. En effet, pour peu qu'on l'examine de près et sans parti pris, on y voit une syphilis généralisée. Tous les traducteurs ont rendu le mot *scabies* par *gale*, sans prendre garde qu'ils se trouvaient souvent — et surtout dans ce cas particulier — en présence d'un terme générique concernant une affection dont les principaux symptômes étaient caractérisés par de véritables tumeurs ulcérées et même des pertes de substance en certains endroits. Jamais la gale n'a produit de *putréfaction des membres*, périphrase d'Ausone qui s'applique bien mieux à des gommes ulcérées qu'à toute autre chose, étant donné, comme on va le voir, que les membres n'étaient pas les seules parties

---

1. Plante aphrodisiaque consacrée à Priape.
2. Carm. 46.

atteintes. Les ulcères variqueux, scrofuleux et autres ont tous leur siège de prédilection, soit aux jambes, soit dans les ganglions, etc. ; le cancer se localise ; la gale elle-même respecte la région céphalique : les manifestations syphilitiques seules peuvent se montrer partout en même temps sous les formes les plus variables, végétante, pustuleuse, crustacée ou ulcéreuse. En outre, l'adjectif *scabiosus*, d'après les dictionnaires, signifie avant tout *raboteux*, *boutonneux*, quelquefois *galeux* et le plus souvent *pourri* : nous le voyons en effet appliqué par les auteurs latins à des individus couverts de dartres, de croûtes et d'ulcères. Nous traduirons donc ainsi : « Contre Polygiton le *pourri*. — Quand on a vu Polygiton, assis dans sa baignoire, bassiner les *ulcères* de ses membres *gangrenés par le virus*..... Il agite ses bras, sa poitrine, ses jambes, ses flancs, son ventre, ses cuisses, ses organes génitaux, ses mollets, son dos, sa tête, ses épaules et l'antre sali de sa symplégade (son anus) : le *mal cruel* envahit ces *diverses* régions en allant de l'une à l'autre..... »

IN SCABIOSUM POLYGITONEM [1].

Thermarum in solio si quis Polygitona vidit
Ulcera membrorum scabie putrefacta foventem,
. . . .
Brachia deinde rotat. . . . .
Pectus, crura, latus, ventrem, femora, inguina, suras,
Tergum, colla, humeros, luteæ symplegadis antrum :
Tum diversa locis vaga carnificina pererrat.
. . . .

Chez les Romains qui se servaient de termes généraux pour désigner des groupes de maladies de peau se ressemblant par leur aspect d'ensemble, on a dû

1. D. Magnus Ausonius, *Epigrammata*, 108.

bien souvent confondre certaines syphilis bénignes
avec la gale proprement dite et réciproquement. Certains ecthymas, chez les galeux malpropres, ont dû
certainement être considérés comme des manifestations
de l'*indecens morbus* pour peu que la peau de la verge,
comme c'est la règle, ait été le siège de pustules. Par
contre, bien des roséoles légères ont dû passer pour
des formes de gale insignifiantes, l'expression *mala
scabies* étant réservée pour les syphilis malignes. En
outre, rappelons-nous qu'au moyen âge, on a appelé
la vérole *mauvaise gale* : il y avait donc un point de
ressemblance, mais en plus compliqué. Nous en trouvons une trace dans cette parole que tout le monde a
entendue : « Tu peux boire dans mon verre, je n'ai
pas la gale ! » S'il s'agissait uniquement de la maladie
produite par l'acarus, la phrase populaire n'aurait pas
sa raison d'être, car, nous le répétons, la gale ne se
produit *jamais* sur aucun point de la tête. Ceux qui, en
pareille circonstance, emploient ce terme, ignorent
certainement son origine, mais il avait trait, au début,
— n'en doutons pas, — à un mal contagieux de la
bouche et surtout des lèvres. Ce mal a pu être nommé
scabies [1] par les Romains, mais il n'avait, en tout cas,
rien à voir avec le sarcopte.

1. Une chose qu'on ne peut contester, c'est que la plupart
des auteurs des xve et xvie siècles ont employé cette expression
pour désigner le mal *nouveau* (pour eux) qui était le gros
événement de l'époque. Ulsenius (1496) désigne la syphilis
sous le nom de *scabies epidemica*; Fallope (1564), sous celui de
Gallica scabies : c'était un médecin italien; Bourdigné (*de
Morb. Vener.*, 1529) dit que « les François l'appelerent *grosse
Verole* et GALLE *de Naples* », etc. En outre, rappelons-nous que
les traducteurs de la Bible ont employé le terme *scabies* pour
exprimer le sens d'un mot hébreu se rapportant à des boutons contagieux, héréditaires, difficiles à guérir et siégeant à

Pour terminer notre étude sur les affections vénériennes à Rome, nous examinerons un poète peu connu
qui est postérieur à Ausone. Il s'agit de *Claudien*, qui
écrivait vers l'an 395. Dans une longue diatribe contre
un nommé Rufin, l'auteur suppose son personnage
arrivant aux Enfers devant le fameux Tribunal. Là,
Éaque lui reproche de s'être souillé de tous les crimes.
« Les *taches* imprimées sur ta poitrine sont une marque
flétrissante qui est la *preuve* de tes vices. »

> . . . . en pectus inustæ
> Deformant maculæ, vitiisque inolevit imago [1].

On ne peut pas demander à un poète une description clinique détaillée ; mais en dehors de la syphilis,
nous ne voyons pas quelle pourrait être la maladie
capable de prouver la débauche d'un individu en se
révélant sous la forme de taches sur la poitrine !

Toutefois Claudien ne nous fournit pas que des
allusions plus ou moins contestables. Mais, comme il
a surtout abordé le genre épique, que ses poésies déta-
chées sont des épithalames, des épîtres, des panégy-
riques ou des idylles, et que ses épigrammes se rapportent surtout à des faits politiques, personne n'a
pris garde que, parmi ces dernières, il y en avait *une*
dans le genre de Martial. C'est un des rares documents

---

la marge de l'anus (*Deutéronome*, XXVIII, ȳ 17). Est-ce encore la
gale qui « remonte aux yeux » de ce vieillard dont parle Lucilius ? (V. plus haut.) Quant à l'expression familière qu'employaient les enfants romains pour s'exciter à la course (occupet
extremum *scabies*), elle fait penser à cette exclamation fréquente dans Rabelais : « Le feu sainct Antoine vous arde...! »
On verra plus tard que le *feu de Saint-Antoine* et le *mal des
ardents* étaient la syphilis.

1. Claudianus, *Invectives contre Rufin*, l. II.

sur lesquels personne ne se soit appuyé pour démontrer l'antiquité de la syphilis, et c'est peut-être le seul
qui défie toutes les objections. L'année dernière, un
de mes amis qui m'a succédé à Lourcine en 1879, et
avec qui je discutais sur la façon d'interpréter l'épigramme contre Mannéius, me répondait : « Il est fort
probable que tu as raison : Martial a voulu désigner
la syphilis par son expression *indecens morbus*; pour
moi comme pour bien d'autres, l'antiquité de la maladie n'est pas douteuse. Mais on t'objectera fatalement qu'il s'agit là d'un cancer de la langue, et tu ne
pourras réfuter cette opinion sans réplique possible,
attendu qu'il n'y a là qu'une lésion locale. Ah! si l'auteur avait dit que cette maladie de la bouche eût été
suivie d'accidents analogues dans d'autres régions
éloignées, ce serait une autre affaire! » Eh bien, mon
cher D....., médite sur le cas de Curétius et conclue.

L'épigramme de Claudien, qui se compose de deux
parties, fait allusion à une maladie gagnée par un
seul contact et se développant en deux points opposés.
Toutefois nous nous bornerons à une simple discussion médicale de ce texte pornographique, car la
pudeur la moins farouche reculerait épouvantée devant
une traduction complète. Le latin bravant quelquefois
par trop « l'honnêteté », nous laisserons au lecteur
le soin de lire entre les lignes. Claudien rappelle à ses
concitoyens qu'un certain Uranius, qui était augure
(sorcier de l'époque), avait amassé des richesses en
trompant ses contemporains au moyen de l'organe de
la parole; et, dit-il, « c'est avec le même organe que
son fils les dissipe. » En effet ce Curétius se livrait
souvent à des causeries intimes avec de jeunes personnes coûteuses (*meretrices*), les hétaïres de Rome;

et cette existence, si nous en croyons Claudien, avait des inconvénients. «... Le fils a dans la bouche un *mal* qui est son *juste châtiment* (pœnam merito filius ore luit). » On m'objectera qu'ici le mot *pœnam* veut dire *punition* et pas autre chose, et qu'on peut traduire ainsi : « châtiment de par la bouche », ce qui change le sens et constitue une peine *morale*, c'est-à-dire la ruine qui ne peut manquer de couronner l'œuvre. En outre, ce qui semblerait donner raison aux contradicteurs, c'est le vers terminal : «... ruinant sa maison par ses prodigalités et ses débauches honteuses. »

> Consumens luxu flagitiisque domum.

Mais attendons la fin. Entre les deux vers que nous venons de citer, il y en a un autre qui explique en termes énergiques où a pu se prendre le *mal contagieux*; et une raison qui nous paraît péremptoire, c'est que, si la peine eût dû consister dans la perte de la fortune, il y aurait eu *meritus* au lieu de *merito*. C'est la région coupable qui porte le châtiment : donc mal *local*. Mettez *mĕrĭtŭs* — qui ne change en rien la facture du vers — et nous reconnaîtrons qu'on ne peut songer qu'à une ruine totale; mais du moment où il y a *mĕrĭtō*, même si l'auteur n'en disait pas davantage, c'est que Curétius avait, soit un chancre à la lèvre, soit des syphilides buccales, on ne peut sortir de là. Voici d'ailleurs les trois vers en question dans l'ordre où ils se trouvent.

> . . . .
> Et pœnam merito filius ore luit :
> Nam spurcos avidæ lambit meretricis hiatus,
> Consumens luxu flagitiisque domum [1].

1. *Epigrammata*, IN CURETIUM.

Spurcos hiatus veut dire littéralement : *orifices infects*; or ces orifices sont infects parce qu'ils ont été *infectés*[1], et la preuve en est dans le virus vengeur (*pœnam*) qui s'est attaqué à l'*ore merito* de Curétius. C'est exactement l'histoire du Mannéius de Martial, mais avec cette différence que Claudien signale une deuxième phase dans la maladie de son personnage.

Dans la seconde partie, s'adressant à Curétius lui-même, l'auteur lui déclare qu'il sera plus sincère que son père Uranius, et qu'il va lui désigner les astres sous l'influence desquels ont été engendrés ses vices et ses maux. Il doit sa fureur à Mars et c'est Saturne qui lui fait dissiper ses richesses; « quant à la *maladie honteuse* qui siège à sa région *anale*, où se voient des signes de vieillesse anticipée, c'est l'œuvre de la lune et de Vénus, astres féminins. »

> Quod turpem pateris jam cano podice morbum,
> Femineis signis Luna Venusque fuit.

Cette maladie qui se présente tout d'abord sous la forme d'une affection contagieuse de la bouche, comme nous l'avons vu dans la première épigramme, et qui retentit ensuite sur l'organisme de façon à pouvoir se manifester également à l'*anus* (podice), cette maladie *honteuse* (turpem), quelle peut-elle être, sinon la syphilis? Il n'y a même pas moyen d'invoquer la coïncidence possible d'une autre contagion locale, telle que les chancres mous, par exemple; car, si Curétius avait été sodomite, Claudien ne se serait pas gêné pour le lui reprocher. Au contraire, il dit claire-

---

1. Guillaume de Salicet (1270) a employé dans le même sens l'expression *fœda* (gâtée) appliquée à la femme capable de donner une maladie contagieuse.

ment par quel procédé son personnage a contracté le mal : *lambit hiatus*; il insiste même sur cette cause étiologique, car il y revient dans sa seconde épigramme. En effet, au dernier vers, il se demande à quel astre Curétius peut bien devoir cette habitude, et il désigne l'*hiatus* par son nom.

Hæreo, quæ cunnum lambere causa facit.

Comme il faut s'attendre à tout, on nous chicanera peut-être aussi à propos de l'expression *jam cano* (déjà blanc) qui accompage *podice*. Les contradicteurs verront certainement dans cette coloration du système pileux (vieillesse prématurée) un indice de sodomie passive chez Curétius. Nous nous bornerons à répondre que c'est précisément la preuve du contraire; car nous savons, par le témoignage des auteurs de l'époque, que les *pathici* (et il y en avait, à Rome!) s'épilaient pour la commodité de leur ignoble profession. « Pour qui t'épiles-tu, Labiénus? » s'écrie Martial.

Cui præstas culum, quem, Labiene, pilas? [1]

Autre part, le même poète se moque de Chrestus le Chauve qui a la « tête plus polie que la marge de l'anus chez les sodomites ».

Et prostitutis lævius caput culis [2].

N'était-ce pas encore à un anus épilé (*podice lævi*) que le médecin dont parle Juvénal coupait de grosses marisques? On pourrait multiplier les citations, mais celles-ci sont suffisamment démonstratives. Donc, si

1. L. II, épigr. 62.
2. L. IX, épigr. 28.

tant est que la région incriminée eût pu blanchir en raison de ses fonctions antiphysiques, il aurait été impossible de le constater, et Claudien n'eût pas mis : *jam cano.* C. Q. F. D.

Tels sont les documents plusieurs fois séculaires que nous avons pu nous procurer après trois ans de recherches parfois laborieuses. Nous serons récompensé de nos fatigues et nous aurons pleinement atteint notre but si le lecteur se trouve amené à cette conclusion, qui est chez nous une conviction profonde : LA SYPHILIS DATE DE LA CRÉATION DE L'HOMME.

XII

CONCLUSION

TRAITEMENT RATIONNEL DE LA SYPHILIS AU XIXe SIÈCLE

Guéris du soir au lendemain,
Et contents du syphilicure,
Les dieux donnèrent à Mercure
La bourse qu'il tient à la main.
(Sacombe 1.)

Fille de la prostitution, la syphilis prit naissance dès que le Commerce, chassant l'Amour, se mit à présider à l'échange des baisers. Le virus vénérien a donc marqué le premier pas de la race humaine dans la voie de la civilisation : c'est ce qui porte à croire que l'Inde a dû en être le berceau. La race des Aryas, peuple migrateur qui fournit des habitants à la Perse, la Palestine, l'Arabie et l'Égypte, se répandit à la longue dans toute l'Europe. Il fallut de nombreux siècles à ces hordes errantes pour arriver à constituer des nations, à cultiver les arts, les sciences et les lettres; mais la syphilis continua à rester chez eux à l'état endémique. Car, si quelques milliers d'années suffirent pour user leur écorce sauvage, rien ne fit

1. *La Vénusalgie.* Paris, 1814.

contre le mal vénérien qui est en quelque sorte inhérent à notre espèce. La syphilis sera-t-elle une quantité négligeable le jour où chacun, armé du principe
héréditaire, opposera un terrain inaccessible au virus
régnant? Celui-ci est-il destiné à s'éteindre par ce fait
même avec la succession des êtres? Autant de pro-
blèmes théoriques dont la vérification ne serait maté-
riellement possible qu'en dehors de l'espèce humaine,
et les animaux sont presque tous réfractaires; mais, là
encore, le dernier mot n'est peut-être pas dit. Heureux
l'homme de science qui, devançant l'œuvre du temps,
pourrait doter son siècle du *véritable* vaccin de la
syphilis!

Mais en attendant qu'on découvre ce liquide, —
bien autrement utile que celui de Brown-Séquard, —
il faut que les syphilitiques se soignent. Aussi allons-
nous examiner les diverses méthodes de traitement
actuellement suivies, discuter leur valeur et indiquer
la médication la plus efficace et la plus pratique.

La syphilis, comme toutes les affections constitu-
tionnelles s'accompagnant de manifestations extérieures, réclame un traitement général, c'est-à-dire
un traitement interne et un traitement local ou externe.

A. Traitement Général.

Le traitement qui s'adresse à l'économie tout entière
est de beaucoup le plus important, puisque, à la
rigueur, comme nous l'avons déjà dit, il pourrait
suffire. En effet, il est le seul qui soit dirigé contre
virus puisqu'il est destiné à être absorbé et porté
ensuite dans tous les tissus par le torrent circulatoire.
Nous avons dit aussi (chap. I) que les deux grands

agents thérapeutiques, le *mercure* et l'*iode*, formaient la base du traitement. Nous allons expliquer maintenant comment agissent métal et métalloïde, sous quelles formes ils peuvent être administrés, et nous donnerons ensuite les formules reconnues les meilleures dans l'état actuel de la science.

Sans rentrer dans la discussion suscitée par quelques dissidents qui, par esprit de contradiction ou par calcul, se sont déclarés antimercurialistes, nous dirons une fois pour toutes que le MERCURE est reconnu, de nos jours, pour être le *seul* médicament *spécifique* de la syphilis.

Lorsque nous étudierons la pathologie sexuelle du moyen âge [1], nous verrons que ce métal a été employé comme médicament dès l'épidémie de Naples (1494), et même bien des années auparavant contre la *galle épaisse* (ad scabiem crassam), qui n'était autre chose que la syphilis classique. Le fait est relaté par Fracastor, contemporain de l'épidémie, et ce médecin s'appuie sur un vieux manuscrit des premiers siècles de l'ère chrétienne. Les préparations iodurées arrivent au second plan; ensuite viennent les toniques et l'hygiène, excellents adjuvants. Suivons donc les trois périodes et voyons quelle doit être la conduite à tenir en général et dans quelques cas particuliers.

a. 1ʳᵉ PÉRIODE. — Elle est caractérisée, comme on l'a vu, par l'apparition et l'évolution de l'accident primitif, c'est-à-dire une ou quelquefois plusieurs écorchures indurées persistant pendant un ou deux mois. Nous répéterons qu'il y a intérêt à commencer le traitement mercuriel le plus tôt possible, c'est-à-dire

---

1. F. Buret, *la Syphilis au moyen âge* (en préparation).

aussitôt que le diagnostic peut être posé d'une façon
sûre. Ensuite on recommande l'hygiène au malade et
on soigne aussi le moral si c'est nécessaire. L'homme
le mieux trempé éprouve toujours une sensation cérébrale désagréable lorsque le médecin lui déclare qu'il
est syphilitique. La légende peu rassurante — bien
qu'exagérée — qui accompagne le mot *vérole* et
surtout la perspective d'un traitement toujours long,
les conséquences sociales, l'inquiétude d'un être qui
redoute sans cesse une catastrophe irrémédiable, tout
cela n'est pas fait pour amener la sérénité de l'âme.
Aussi le rôle du médecin est-il de rassurer tout d'abord
le malade sur les conséquences de son affection. Il doit,
sans faire un cours de syphiliographie, ce qui serait
fastidieux, énumérer les principaux symptômes possibles de la maladie. Il fera remarquer à son client que
le mot *terrible* ne s'applique plus guère, de nos jours,
qu'aux accidents moulés en cire et conservés précieu-
sement au musée de l'hôpital Saint-Louis; qu'on n'est
pas forcé, très heureusement, en sa qualité de syphilitique, de servir de modèle du genre en présentant,
sur son individu, toute la succession des accidents
vénériens; enfin qu'il lui faut en faire son deuil et
songer qu'il sera loin d'être le seul de son espèce.
Lorsque le malade a acquis la certitude qu'il ne peut
remonter les boulevards sans croiser des centaines de
syphilitiques qui ne se portent pas trop mal; lorsqu'il
a échangé des confidences avec des amis dans le même
cas que lui, et dont ni l'appétit ni la vigueur muscu-
laire, etc., n'ont été diminués, alors il reprend courage et se soigne, ce qui est l'essentiel.

Si vous avez affaire à une nature débile, lympha-
tique ou strumeuse, prédisposée à la cachexie, alors

16

les toniques sont indiqués sous forme de macération de gentiane ou de quassia amara (un verre à bordeaux avant chaque repas). Cette médication est simple et peu coûteuse. Aux personnes qui ne peuvent supporter l'amertume, nous prescrivons avec avantage la préparation suivante :

> ℞ Vin de gentiane .... ⟩ āā 150 gr.
>   Sirop d'écorces d'orange amère. ⟩

F. s. a. — Un verre à madère dix minutes avant chaque repas.

Puis, *après* le repas — et non avant, pour éviter les crampes d'estomac — on fera bien de prendre un verre à liqueur de vin de quinquina préparé par un bon pharmacien. Une nourriture saine, suffisante, l'exercice sans fatigue, les habitudes régulières et la sobriété en toutes choses sont les adjuvants indispensables d'un traitement bien dirigé.

Voyons maintenant comment on peut administrer le traitement spécifique. Au xvi° siècle, on employa d'abord les frictions d'onguent mercuriel (hydrargyre liquide trituré avec l'axonge ou graisse de porc). Ce traitement, basé sur l'absorption cutanée, est encore usité de nos jours, et il rend des services dans certains cas où il faut agir vite, mais rarement au début de la syphilis. On peut lui reprocher plusieurs inconvénients : d'abord il est peu pratique, car il salit beaucoup ; ensuite il provoque très vite une irritation locale et la stomatite mercurielle avec insalivation ; enfin on ne peut connaître qu'approximativement la dose de mercure absorbée. La stomatite, qu'on croyait utile, au xvi° siècle, occasionna des accidents très sérieux qui n'ont pas peu contribué à discréditer l'hydrargyre. Nous étudierons plus tard cette question intéressante quand nous nous occuperons des syphiliographes des trois siècles qui nous ont précédés. Le mercure a été employé aussi en fumigations sous forme de cinabre qu'on faisait griller, comme cela existe encore chez les Chinois; mais ce moyen est complètement abandonné aujourd'hui.

Nombre d'années après, on essaya la voie stomacale, et ce fut François Ier, si nous en croyons l'histoire, qui prit, en France, les premières pilules mercurielles [1]. Ces dernières étaient surtout composées d'hydrargyre en nature, mais elles sont très délaissées de nos jours. Les plus connues sont les pilules de Belloste, les pilules *bleues* et les pilules de Sédillot. Plus tard, on fit absorber les sels mercuriques, et cette méthode se basait sur ce fait fort juste que le mercure, pour être absorbé, devait se combiner au préalable avec les éléments du suc gastrique et des liquides intestinaux de manière à constituer sinon un *sel*, chimiquement parlant, du moins un corps soluble. Une foule de préparations surgirent aussitôt. Les principales sont le *protoiodure d'hydrargyre*, donné sous forme de pilules; le *biiodure d'Hg*, le plus souvent associé à l'iodure de potassium (sirop de Gibert); le *protochlorure d'Hg*, ou *calomel*, et le *bichlorure d'Hg*, ou *sublimé corrosif*. On a proposé aussi le *cyanure* et le *tannate* de mercure; mais ces deux dernières préparations ne jouissent pas de la même vogue que les précédentes dont nous allons nous occuper en détail.

Le protoiodure hydrargyrique a dû et doit encore

---

1. Il tenait leur formule de Barberousse, célèbre pirate algérien. Ce nouveau traitement fut surtout institué et préconisé par Paracelse, médecin très renommé de cette époque.

à Ricord d'être d'un usage courant dans la pratique. Bien qu'il soit adopté par beaucoup de syphiliographes, nous ne le prescrivons jamais, pour les raisons suivantes. D'abord il provoque presque toujours de l'entérite; et cette irritation de l'intestin se manifeste sous forme de coliques vives et de diarrhée; ensuite il cause souvent la stomatite mercurielle. Ce n'est qu'à force d'opium et de chlorate de potasse qu'on parvient à le faire tolérer; certains malades sont même obligés d'y renoncer. Une autre raison nous fait préférer le sublimé. Comme il est démontré que le mercure, sous quelque forme qu'on l'administre, ne passe dans la circulation qu'après sa transformation en bichlorure, il nous a semblé — comme à bien d'autres — plus rationnel de l'administrer sous cette forme qui épargne aux voies digestives un vrai travail de laboratoire. Le meilleur procédé consiste à donner le sublimé en solution d'après les proportions établies par le médecin hollandais Van Swieten. Le sublimé provoque très rarement la stomatite : pour notre part, nous n'en avons *jamais* constaté un seul cas, du fait du bichlorure; c'est un détail qui a son importance. En outre, il ne provoque les coliques qu'à des doses très élevées. Mais, à la longue, il irrite l'estomac, inconvénient auquel on obvie par l'adjonction des opiacés à très petites doses. La liqueur de Van Swieten (solution au $\frac{1}{1000}$) est la préparation la plus simple, la plus économique et la plus usitée : on l'administre à la dose d'une cuillerée à bouche par jour avant l'un des repas. Malheureusement elle laisse un arrière-goût assez désagréable, ce que les malades appellent un goût de *cuivre* : aussi avons-nous l'habitude de prescrire une solution moitié moins forte, dont nous donnons alors deux cuillerées par jour, ce qui revient au même.

> ℞ Bichlor. d'hydrarg.................. 0^{gr},25
> Alcool à 90°..................... 50 gr.
> Extrait thébaïque.................. 0^{gr},35
> Eau distillée..................... 450 gr.

F. s. a. — Une cuillerée à potage à chaque repas dans un demi-verre d'eau.

Au besoin, on peut recourir à la potion suivante, que les malades trouvent presque agréable.

> ℞ Sublimé corros.................... 0^{gr},12
> Alcool à 90°..................... 25 gr.
> Sirop de codéine.................. 50 —
> Sirop de fleurs d'oranger.......... 175 —

F. s. a. — Une cuillerée avant chaque repas dans un demi-verre d'eau.

Si, malgré tous ces subterfuges, le syphilitique éprouve toujours un dégoût insurmontable, on administre les pilules classiques de Dupuytren [1], que nous conseillerons, dans l'intérêt de l'estomac, de modifier comme suit :

> ℞ Deutochlor. d'hydrarg............ } āā 0^{gr},60
> Chlor. de sodium................. }
> Extr. thébaïque.................... 1 gr.
> Gluten frais...................... Q. S.

F. s. a. 60 pilules. — Une pilule avant chaque repas.

Solution, potion, pilules, tout est dosé de façon que le malade prenne, par jour, 2 centigrammes de bichlorure de mercure.

---

1. Les pilules de Dupuytren contiennent chacune 1 centigramme de sublimé, 2 centigrammes d'extrait d'opium et 4 centigrammes d'extrait de gaïac.

Il y a une dizaine d'années, on proposa de faire absorber l'hydrargyre par la voie hypodermique. Martineau se fit le propagateur de cette méthode et abandonna l'usage de la liqueur de Van Swieten dans son service de Lourcine. Toutes les syphilitiques furent dès lors traitées par les injections sous-cutanées de *peptone mercurique ammonique*. Jamais d'abcès ni de stomatite mercurielle; et, comme les injections se pratiquent dans le dos, elles sont peu douloureuses. On peut reprocher à ce procédé de n'être pas très pratique, car il nécessite là présence *quotidienne* du médecin. Néanmoins il pourra être une ressource précieuse dans les cas où l'estomac est profondément délabré, et où, pour une raison ou pour une autre, on ne voudra pas prescrire les frictions mercurielles. Ce traitement, qui n'est guère employé — surtout en ville — que d'une façon provisoire, rend de grands services dans certains cas de syphilis malignes : c'est au praticien éclairé qu'il appartient de discerner son opportunité. Pour notre part, nous devons plusieurs succès à cette méthode dans des cas malheureux où les moyens ordinaires n'avaient pas modifié d'une façon sensible l'état des malades.

b. 2e PÉRIODE. — Elle est caractérisée par les accidents plus ou moins nombreux qui se manifestent du côté de la peau et des muqueuses : comme nous les avons énumérés dans notre chapitre I, nous n'y reviendrons pas. Le traitement interne est exactement le même que pour la première période : si on ne l'a pas déjà institué, on s'empressera de le faire.

D'une manière générale, le malade peut supporter facilement son traitement au sublimé pendant trois mois consécutifs. Toutefois, le médecin fera bien de

surveiller les fonctions digestives et de suspendre la
médication pendant plusieurs jours pour peu que la
nutrition languisse. Au bout de ces trois mois, si les
manifestations cutanées ou muqueuses sont en décrois-
sance, on pourra prescrire un *repos thérapeutique* de
trois semaines ou d'un mois, car il faut savoir que
l'action physiologique de l'hydrargyre continue un
certain temps après qu'on en a cessé l'usage, puisqu'il s'élimine peu à peu par nos sécrétions. Puis on
fait reprendre la solution ou les pilules pendant deux
mois avec deux autres mois de repos, et ainsi de suite
pendant un an ou deux, selon les cas. D'une façon
générale, la première année du syphilitique demande
six mois de traitement et six mois de repos, dont il use
alternativement et par fractions. Il est évident que
nous ne parlons pas des cas exceptionnels où le médecin est seul juge pour modifier cette manière d'agir
qui est la règle. La deuxième année (ou la troisième)
est généralement consacrée au traitement mixte institué aussi d'une façon intermittente, et qui consiste
dans l'emploi combiné de l'hydrargyre et des iodures [1].

Une des meilleures préparations employées dans ce
but est sans contredit le sirop de Gibert, qui contient,
par cuillerée à potage (dose pour un jour), 1 centigr.
de biiodure d'hydrargyre et 0 gr. 50 d'iodure de potas-

---

1. Le traitement mixte sera indiqué, dans le cours de la
première année, si l'on voit apparaître des accidents tertiaires
précoces, chose assez rare. Il rendra aussi des services dans
certains cas de céphalée très douloureuse, laquelle se montre
le plus souvent pendant l'évolution du chancre ou au début
de la période secondaire. Néanmoins on fera bien de ne pas
abuser des iodures; et, le plus souvent, le traitement mercuriel pourra être continué avec avantage jusqu'à la 3e ou même
la 4e année.

sium. On peut aussi pratiquer des frictions avec l'onguent napolitain et donner en même temps l'iodure de potassium ou de sodium à la dose de 0 gr. 50 à 1 gramme par jour. Les iodures se prennent en solution ou bien sous forme de sirop.

1° ℞ Iod. de pot.................... ⎫ aā 10 gr.
    Alcoolat de mélisse comp....... ⎰
    Aqua fontis.................... 250 —

F. s. a. — Une cuillerée à potage contient 0ᵍʳ,50 d'iodure (à prendre étendue d'eau).

2° ℞ Iod. de pot.................... 10 gr.
    Sirop d'écorces d'orange amère..... 225 —
    Eau distillée.................... 25 —

F. s. a. — Se prend comme la solution.

Pour les années qui suivent on se bornera, à moins d'indications contraires, à un traitement de deux mois à chaque changement de saison. Mais on devra faire ce traitement (traitement mixte) quand bien même toute trace d'accidents syphilitiques aurait disparu. Il ne faut pas, comme cela arrive trop souvent, que le malade s'endorme dans une sécurité trompeuse, car il est toujours exposé à des retours offensifs. Aussi, à la moindre alerte, doit-il consulter son médecin qui jugera, d'après la nature des symptômes, si la maladie est entrée dans la troisième phase.

c. 3ᵉ PÉRIODE. — La période tertiaire est surtout justiciable des iodures administrés à la dose de 1, 2, 3, ou même 6 grammes par jour, selon la gravité des accidents. En général, il suffit d'en prendre 1 gramme par jour pendant deux mois, au printemps et à l'automne [1]. Mais, en présence d'une gomme (ulcérée ou

1. Nous indiquons la méthode qui est la plus généralement suivie. Bien que le mercure soit réellement moins efficace à

non) du tissu sous-cutané, le médecin pourra au besoin porter la dose à 3 ou 4 grammes par jour. Il y adjoindra les frictions mercurielles s'il s'agit d'une gomme du cerveau, laquelle se manifeste soit par des paralysies (hémiplégie, aphasie), soit par des attaques épileptiformes. — Les exostoses réclament aussi le traitement mixte (sirop de Gibert ou frictions mercurielles et iodures à l'intérieur). — Dans les cas heureusement rares de nécrose des os du nez et de la voûte palatine, et d'ulcères rebelles, c'est l'iodure qui est indiqué, et l'on arrivera rapidement aux doses de 4, 5 et 6 grammes (Ricord). Bien entendu on tonifiera le malade par tous les moyens possibles, sans oublier la médication locale dont nous allons nous occuper. Et, pour en finir avec le traitement général, mentionnons seulement les syphilis bénignes, si bénignes parfois, qu'un traitement trop prolongé fatiguerait plus le malade que la maladie elle-même [1]. Ces cas fort consolants sont loin d'être rares.

B. Traitement local.

a. 1re période. — Nous avons déjà dit que le chancre induré guérissait tout seul, et qu'il suffisait de le saupoudrer avec une substance inerte. En effet, après avoir fait couler matin et soir un peu d'eau tiède sur la petite plaie, souvent insignifiante, on la recouvrira tout simplement de poudre de calomel.

cette période qu'au début de la syphilis, nous sommes d'avis que le malade aurait tort de l'abandonner à tout jamais dès le début de la 3e phase.

1. Il ne faudrait pas tomber dans l'excès contraire en ne se soignant pas du tout.

Dans certains cas, comme pour les chancres mixtes, par exemple, il sera nécessaire de recourir à d'autres moyens. Mais il serait dangereux de les employer soi-même si l'on n'a aucune notion des choses médicales : nous renverrons donc aux traités spéciaux le lecteur désireux d'approfondir cette question.

b. 2ᵉ PÉRIODE. — Les accidents qui caractérisent la période secondaire sont les éruptions cutanées et les plaies à formes multiples, dites *plaques muqueuses*, que l'on rencontre, soit aux parties génitales, soit à l'anus, soit dans la bouche, ou dans ces trois régions à la fois.

℞ Chlor. de potasse....................... 4 gr.
   Sirop de framboises .... 30 —
   Aq. font........................... 150 —
F. s. a. — Une cuillerée à potage toutes les 2 heures.

Les plaques muqueuses de la bouche s'observent aux lèvres, aux joues et surtout dans la gorge, sur les amygdales et les piliers antérieurs du voile du palais. On les cautérisera tous les deux ou trois jours avec le crayon de nitrate d'argent (pierre infernale), et, à moins que les lèvres seules soient atteintes, on y adjoindra un gargarisme à base de *chlorate de potasse* (formule du Codex). Dans certains cas, étant donné que ce sel s'élimine surtout par la salive, on le prescrira en outre en potion ou sous forme de pastilles.

Les plaques ou syphilides de la région ano-génitale seront cautérisées légèrement au nitrate d'argent tous les trois jours si elles sont papuleuses et peu abondantes ; tous les deux jours si elles affectent la forme papulo-hypertrophique et sont confluentes. Les malades, surtout les femmes, dont les accidents génitaux sont généralement plus abondants en raison de la conformation des organes, se trouveront bien de l'application *permanente* de compresses trempées dans la solution suivante :

℞ Deutochlor. d'hydrarg.............. $0^{gr},50$
   Chlorhydr. d'ammoniaq............ 1 gr.
   Eau distillée...................... 400 —
   Hydrol. de roses.................. 100 —

F. s. a. — Usage externe.

On peut employer aussi, dans le même but, la liqueur de Labarraque (hypochlorite de soude), ou la solution de chloral au $\frac{1}{50}$ ou au $\frac{1}{30}$.

Tous ces moyens sont plus pratiques et surtout plus propres que celui qui consiste à appliquer, sur les syphilides érosives, la pommade mercurielle, le vulgaire onguent gris. Néanmoins ce dernier procédé est bon, puisqu'il sert à deux fins : action locale, et action générale par absorption. Quoi qu'il en soit, on ne peut guère l'employer qu'à l'hôpital, où les malades n'ont qu'une préoccupation, celle de se guérir dans le plus bref délai possible, et où la nécessité du linge immaculé se fait bien moins sentir qu'au dehors.

Les bains seront un adjuvant très utile à cette période. D'abord, au point de vue de la propreté, car l'eau entraîne les liquides irritants dont l'action corrosive altère les tissus du voisinage et les transforme en terrain propice pour la propagation des syphilides; ensuite, au point de vue curatif, à cause de la composition de ces bains dont certains agissent d'une façon à la fois locale et générale.

Au début, certains syphiliographes prescrivent les bains sulfureux qui ont une action tonique générale et agissent localement en irritant la peau. Leur but est d'attirer, pour ainsi dire, toute la fureur du virus du côté du tégument externe. Les manifestations cutanées ne sont pas jolies, c'est vrai, mais elles sont moins gênantes que celles qui se portent sur les muqueuses. Les premières, étant sèches, ne peuvent être communiquées; tandis que les secondes sont éminemment transmissibles. Hâtons-nous de dire que la pratique ne répond pas toujours à la théorie, et que, le plus souvent, les deux sortes d'accidents coïncident. Néanmoins il y a peut-être avantage, au point de vue de l'avenir, à forcer le virus à jeter tout de suite son feu : mais il est sans doute parent du Phénix, car il renaît trop souvent de ses cendres! Dans le même ordre d'idées, on pourra se trouver bien de l'usage des bains de vapeur, mais à condition qu'on *sache les prendre.*

On commence par faire choix d'un établissement d'hydrothérapie muni d'étuves à vapeur, d'étuves sèches, d'appareils à douches en pluie, en jet, en cercle, etc., et où l'on puisse faire son traitement selon les indications médicales. Première condition : être absolument libre de ses actes et envoyer promener carrément le garçon de bain qui veut vous imposer *sa méthode.* Vous entrez d'abord dans la première salle chaude où le thermomètre marque environ 50° centigrades : là, vous vous promenez pendant quelques minutes, et vous faites des mouvements de bras pour activer la transpiration. Cette salle étant généralement munie d'appareils de gymnastique, il sera très bon d'en profiter. Puis vous pénétrez dans la deuxième salle chauffée à 70° ou 80° : vous marchez de long en large pendant cinq ou dix minutes au plus. Règle générale : sortir dès qu'on éprouve le moindre malaise et se diriger vers les appareils à douches. On commence par la douche en pluie, *froide*, qu'on ne fait que traverser : on laisse passer la première impression et l'on retourne sous la pluie où l'on reste quelques secondes. On éprouve alors un véritable état de bien-être. Au bout d'une minute ou deux, on prend la douche en jet en avant, en arrière et sur les côtés, puis on retourne à la douche en pluie ou en cercle, au choix. De temps en temps on tâte son front et la peau du corps : lorsqu'on est revenu à la température normale, on retourne soit aux salles chaudes, soit à l'étuve de vapeur, en suivant les règles énoncées plus haut. En général, on fait trois ou quatre voyages de la chaleur à l'eau froide et réciproquement, ce qui demande une heure environ. Avec l'habitude, on peut y rester plusieurs heures, mais ce n'est pas bien utile. Si l'on a eu soin de se peser en arrivant et en partant, et dans le même costume, on constate avec surprise qu'on a perdu près d'un kilogramme de son poids, c'est-à-dire *un litre* de sueur chargée de principes excrémentitiels et nuisibles. Par cette voie s'élimine également le mercure. Et, ce qui pourra paraître surprenant *a priori*, la plupart des malades soumis à ce traitement deviennent plus vigoureux et conservent leur poids moyen; certains augmentent de poids. On prend en général un bain de vapeur par semaine, quelquefois deux, selon les prescriptions du médecin traitant[1].

Nous ne ferons que citer les bains de sublimé qui sont bons, mais peu pratiques en dehors de l'hôpital. En effet, il faut d'abord aller chercher un petit paquet chez le pharmacien et réclamer une *baignoire en bois*,

---

1. A moins d'indications spéciales, ce traitement n'est applicable qu'aux gens robustes ou obèses.

ce qui est coûteux et compliqué. Voici, pour les amateurs, la formule du susdit petit paquet :

2 Sublimé........................... }
Chlorure d'ammonium........... } ãã 15 gr.

M. s. a. — A verser dans le bain.

c. 3ᵉ PÉRIODE. — Les accidents principaux de la période tertiaire qui réclament un traitement local, sont les exostoses, les gommes, les nécroses et les ulcères syphilitiques. Sur les exostoses, on appliquera l'onguent napolitain ou mieux encore l'*emplâtre de Vigo*. J'en dirai autant des vieux ulcères, qu'il sera quelquefois bon de réveiller par des topiques dont la description nous entraînerait trop loin. L'emplâtre de Vigo pourra encore servir pour les gommes tant qu'elles ne seront pas ulcérées. Mais, dès qu'elles formeront plaie, il sera nécessaire de modifier le traitement et surtout d'être très réservé dans les cautérisations, si on juge à propos d'en faire. Ces sortes d'accidents étant en général fort douloureux, on soulagera beaucoup de malades par l'application matin et soir d'une pommade à base de cocaïne pendant les premiers jours.

2 Chlorhydr. de cocaïne.............. 0ᵍʳ,30
Vaseline blanche................... 20 gr.

M. s. a.

Au bout de dix à douze jours, lorsque la plaie aura changé de nature sous l'influence du traitement interne, on alternera avec la pommade iodée, qu'on finira par appliquer seule.

2 Iod. de pot........................ 2 gr.
Eau distillée....................... Q. S.
Axonge .... 30 gr.

F. s. a.

Pour les nécroses, s'il s'agit des os du nez, on prescrira des irrigations avec la liqueur de Van Swieten
deux fois par jour, et une fois ou deux avec une solution de permanganate de potasse au $\frac{1}{1000}$, à cause de
l'odeur épouvantable que répandent les malades. S'il
y a perforation de la voûte palatine ou des ulcères
de la gorge, on fera bien de prescrire le gargarisme
de Ricord.

    ℞ Teinture d'iode....................   6 gr.
       Iod. de pot. . ...   1 —
       Aq. still............................ 200 —
    F. s. a.

Telles sont les grandes lignes du traitement antisyphilitique que nous avons tracées de la façon la
plus succincte. Il nous a paru utile de terminer notre
premier volume par un formulaire accompagné de
quelques explications. Nous n'avons pas la prétention
de vouloir substituer aux ouvrages magistraux ce
petit guide pratique, et encore moins de rendre inutile
la consultation d'un praticien éclairé. Nous croyons
même pouvoir dire que celui qui aura lu notre travail
n'en suivra que mieux les conseils de son médecin;
car il saura pourquoi et avec quoi on le soigne. Ensuite
nous espérons avoir réconcilié avec le mercure bon
nombre de timorés, tout en les empêchant de tomber
dans les griffes des charlatans : ceux-ci exploitent une
terreur qu'ils sont les premiers à faire naître. Nous
avons dit ce que nous pensions de cette plaie sociale
contre laquelle la loi est à peu près impuissante. Nous
ne saurions, en effet, partager la philosophie par
trop tranquille de Maynwaringe, qui se console en
disant : « *Le public veut être trompé*, il aime le men-
songe : donc il ne saura jamais la vérité; aussi lais-

sons faire [1]. » Bien au contraire, nous sommes d'avis qu'il faut éclairer les victimes en leur montrant les choses sous leur véritable jour. Quand les malades n'écouteront que les conseils des hommes de science, les marchands de poudre de perlimpinpin pourront fermer leurs boutiques. Alors les murailles de Paris n'auront peut-être plus la honte de témoigner qu'il existe encore, à l'approche du XXe siècle, des gens capables d'oublier que la médecine est avant tout un sacerdoce, et que, s'il est permis d'en vivre, on ne doit point toutefois la ravaler au rang des métiers inavouables !

---

1. « *Populus vult decipi*, they love the imposture, they will not be informed, so let it go on. » (Maynwaringe, *The history and mystery of the venereal lues*. London, 1673.)

FIN

TABLE DES MATIÈRES

Coulommiers. — Imp. P. BRODARD et GALLOIS.

Manuel d'Hygiène scolaire, à l'usage des instituteurs, des lycées, collèges, etc., par le Dr E. Barthès. Un volume petit in-18 de 150 pages. . . . . **2 fr. 50**

Des Alcaloïdes. Histoire, propriétés chimiques et physiques, extraction, action physiologique, effets thérapeutiques, toxicologie, observations, usages en médecine, formules, etc., par B. Dupuy, pharmacien de 1re classe, ouvrage précédé d'une préface de M. le Dr Dujardin-Beaumetz, membre de l'Académie de médecine. Deux volumes grand in-8 de 800 pages chacun, broché. **32 fr.**
Cartonné toile anglaise, tête dorée. . . . . . **36 fr.**

Gymnastique de l'Opposant. — Considérations préliminaires. — Anatomie de l'appareil locomoteur. — Notions physiologiques. — Gymnastique en général, historique, méthodes, critique. — Méthode de l'opposant. — Notions orthopédiques, hygiéniques, médicales. — Mouvements imprimés ou passifs. — Massage. — Rapports de la gymnastique avec l'hydrothérapie et les eaux thermales, etc. Prix. . . . . **5 fr. »»**

Les Sciences médicales en 1889. Rapports publiés par la Société de Médecine pratique à l'occasion de l'Exposition universelle. Un beau volume grand in-8 de 320 pages.
Cartonné toile anglaise, tête dorée. . . . . **8 fr. »»**

De la localisation des lésions de la Phtisie, par M. le professeur Fowler, traduit de l'anglais et annoté par le Dr J. Tussau. In-8 de 36 pages avec 13 figures intercalées dans le texte. Paris, 1889. . . . . **2 fr. »»**
Cartonnage toile anglaise. . . . . **2 fr. 50**

Du Coryza chez les enfants du premier âge, par le Dr E. Boutiron, ouvrage couronné par la Société protectrice de l'Enfance de Paris. In-8 de 100 pages. Paris, 1889. Prix. . . . . **2 fr. »»**

Des Lymphangites péri-utérines non puerpérales et de leur traitement par le curettage de l'utérus,

par le Dr F. Cantin. Grand in-8 de 100 pages. Paris, 1889. Prix. . . . . **2 fr. 50**

Le Chimaphila Umbellata (*herbe à pisser*). Son action diurétique, par le Dr F.-J. Abet. Grand in-8 de 50 pages. Paris, 1889 . . . . **2 fr. »»**

Recherche des lois qui président à la création des sexes, par le D^r A Cleisz. Grand in-8 de 82 pages. Paris, 1889. . . . . **2 fr. 50**

De l'Intoxication par l'oxyde de carbone à propos de l'usage des poêles mobiles et de la transfusion sanguine comme méthode rationnelle du traitement de cette intoxication, par J.-V. Laborde. In-8 de 36 pages. Paris, 1889. Prix. . . . . **1 fr. »»**

L'Atelier de l'Amateur, par M. Fleury-Hermagis, ingénieur-opticien. In-18 de 70 pages, avec figures dans le texte. Prix. . . . . **1 fr. 50**

La Photographie de l'Amateur débutant, par Abel Buguet, professeur agrégé des sciences physiques et naturelles, directeur du *Journal de physique, chimie et histoire naturelle élémentaires*. Un joli volume in-18 de 60 pages, avec 41 figures intercalées dans le texte. **1 fr. 25**

UN MÉDECIN DE CAMPAGNE

AU XIXe SIÈCLE

Par le Dr Jules LAFAGE

Un volume in-18 de 75 pages. Prix. . **2 francs.**

« Et c'est aussi pourquoi, été comme hiver, hiver comme été, le médecin rural s'en va continuellement chantant comme une cigale durant six mois, portant sous son bras, en guise de violon, sa trousse où se trouve la clef des dents et la clef des champs tout ensemble. » — Quiconque aura commencé le livre du Dr LAFAGE, sera forcé de le lire jusqu'au bout sans interruption, tant il est humoristique.

HYGIÈNE INFANTILE

ANCIENNE ET MODERNE

Maillot, Berceau et Biberon à travers les âges

PAR

M. AUVARD	**M. PINGAT**
Accoucheur des Hôpitaux.	Externe des Hôpitaux.

Un joli volume in-18 de 75 pages, avec 85 figures intercalées dans le texte : **1 fr. 50**

CONGRÈS INTERNATIONAL

D'HYGIÈNE

Un fort volume in-8 de 1,200 pages. .   **15 francs.**

Le *Congrès d'hygiène* de 1889, qui s'est ouvert le 4 août, sous la présidence de M. le professeur BROUARDEL, vient d'être publié *in extenso* en un fort volume de 1,200 pages.

L'hygiène de l'enfance occupe une place prépondérante, et nous avons remarqué l'article de M. le Dr MORINET sur l'influence de l'alimentation au lait de chèvre sur la santé des jeunes enfants. Combien avec la chèvre-nourrice, l'application de la loi Roussel et l'inspection médicale seraient facilitées! Citons encore *Les enfants trouvés à*

Constantinople, ville qui possède des avorteurs de profession, par le Dr LAVITZIANO. Puis l'instruction au public pour qu'il sache et puisse se défendre contre la tuberculose. Le chauffage et l'aération des habitations, par M. ÉMILE TRÉLAT. La protection des cours d'eau et des nappes souterraines. La statistique des causes de décès dans les villes, etc., etc.

CONGRÈS INTERNATIONAL

D'ASSISTANCE PUBLIQUE

Deux forts volumes in-8 de 700 à 800 pages chacun. . . . . **20** francs.

Ce Congrès contient *in extenso* les communications, les rapports et les procès-verbaux des séances qui se sont tenues à Paris en juillet 1889. La phrase suivante, extraite du discours prononcé dans la séance du vendredi 2 août, résume ce que le médecin doit prêcher pour l'enfant abandonné :

« Le placement familial, la profession agricole, voilà les bases solides que nous ne laisserons pas ébranler. »

A voir aussi, très bien traitées, les questions de « l'organisation de l'assistance médicale dans les campagnes », de « l'organisation méthodique de la bienfaisance », dans quelle mesure l'assistance publique doit-elle être obligatoire? etc., etc.

CONGRÈS CONTRE L'ALCOOLISME

Un volume in-8 de 100 à 150 pages. . . **3** francs.

LA MÉTHODE EXPÉRIMENTALE

DANS LES

SCIENCES BIOLOGIQUES

Par J.-V. LABORDE
De l'Académie de Médecine.

Prix . . . . 2 francs.

Indispensable aux Médecins ou Naturalistes qui désirent
expérimenter sur les animaux.

TRAITÉ

DES

EXCURSIONS PHOTOGRAPHIQUES

(2ᵉ Édition)

PAR MM.

ROSSIGNOL   et FLEURY-HERMAGIS
Professeur de Chimie.   Ingénieur-Opticien.

Le nombre est grand des **Amateurs photographes**
qui croient savoir la photographie parce qu'ils sont capables de *développer* proprement un cliché et de *virer* une
épreuve.

Mais parmi ces milliers d'Amateurs, combien savent
choisir l'*éclairage* et le *point de vue* propices au sujet? Combien possèdent les notions d'*esthétique* et de *perspective*
indispensables pour produire une œuvre artistique?

Il faut bien croire à l'ignorance, presque générale, de
ces règles de l'*art*, quand nous voyons, même dans les

Expositions spéciales les plus remarquables, tant de paysages sans *effet*, tant de monuments sans relief, déformés ou écrasés, ou, pour le moins, déparés, les uns et les autres, par un affreux ciel blanc uniforme et cru : des groupes disgracieux ou même ridicules, des portraits guindés, mal modelés ou sans expression, encombrés d'accessoires inutiles, etc., et quantité d'*instantanés* sans intérêt, faute de clarté, de variété, et d'un choix judicieux du *mouvement*, etc.

On ne saurait donc nier l'utilité d'un livre exposant avec méthode et clarté, grâce à de nombreuses figures et à des exemples familiers, la pratique des divers *genres*, non seulement la *technique* photographique, mais encore les règles pratiques de la *composition*, l'art de choisir le *sujet* et d'utiliser ses clichés pour retirer d'une excursion ou d'une exploration *tous les fruits* qu'elle comporte.

Pratique des excursions en solitaire ou en caravane, Photographie sur la voie publique, Entretien du matériel, Hygiène du touriste, Équipement, Applications topographiques, Renseignements divers (*Club Alpin, Congrès*, etc.), rien n'a été omis de ce qui peut et doit intéresser l'Amateur sérieux.

MM. **Fleury-Hermagis** et **Rossignol** ont écrit ce livre avec leur compétence bien connue, en hommes d'expérience amis du progrès, et en bons Français préoccupés d'une noble idée : faire concourir les efforts souvent perdus de tant d'amateurs de bonne volonté à la vulgarisation de la géographie pittoresque de la *France*, de manière à révéler à tous ses beautés trop peu connues et à la faire aimer davantage.

Le **Traité des Excursions** (dont la deuxième édition a été considérablement augmentée pour combler certaines lacunes signalées dans la première) mérite donc à tous égards d'être lu et médité par quiconque s'occupe de photographie.

Un beau volume grand in-18 jésus, 300 pages, 44 figures dans le texte, couverture en deux couleurs. Frontispice de FRAIPONT. — Prix : **6** fr. Société d'Éditions scientifiques, rue Antoine-Dubois, n° 4, à Paris. — Adresser mandat de pareille somme au Directeur de la Société pour recevoir *franco*.

LES PORTS DU MONDE ENTIER

Paris, *Société d'Éditions scientifiques*, 4, rue Antoine-Dubois,
1890, deux volumes in-8°.

L'ouvrage paraîtra tous les quinze jours par fascicules
de 32 pages et formera deux volumes de 1,000 pages environ chacun. Prix de la souscription aux deux volumes :
60 francs.

« Cet ouvrage est publié par fascicules, sous la direction de
M. Gauthiot, secrétaire général de la Société de géographie
commerciale de Paris. C'est une adaptation française d'une
publication faite à peu près en même temps à Vienne, en
langue allemande (*Die Seehäfen des Weltverkehrs*).

Enrichi d'un très grand nombre de gravures et de plans,
ce livre est une œuvre utile de haute vulgarisation et qui
mérite l'attention; il a pour objet de consacrer à chacune
des principales villes maritimes du monde une étude qui
résume l'histoire, la description, le mouvement commer-
cial de cette ville.

La publication comprendra deux gros volumes consacrés,
le premier, à la Méditerranée et à l'Europe, le second, aux
autres parties du monde. Nous avons sous les yeux le premier fascicule de chacun des deux volumes. Le premier
fascicule du premier volume débute par quelques considérations d'ensemble sur la Méditerranée et étudie les deux
principaux ports de l'Autriche-Hongrie, Trieste et Fiume.
Le premier fascicule du second volume examine les ports
canadiens du Saint-Laurent et de l'Atlantique, Montréal et
Québec, Halifax et Saint-John (Nouveau-Brunswick) et
commence par Boston la revue des ports des États-Unis [1]. »

---

1. Extrait du compte rendu de la Société de Géographie de Bordeaux.

DICTIONNAIRE PRATIQUE

DES

PREMIERS SECOURS

A DONNER

EN CAS D'ACCIDENTS

A l'usage des Cultivateurs, des Fermiers, des Propriétaires d'exploitations rurales, des Instituteurs et des Gens du monde, etc.

PAR

Le Docteur DEVOISINS

Officier d'Académie, Chevalier du Mérite agricole,
Médecin-Inspecteur des enfants assistés.

L'utilité du livre que vient de publier la « Société d'Éditions scientifiques » apparaîtra évidente à tous ceux qui, à un titre quelconque, concourent à l'exploitation des champs s'ils veulent réfléchir un instant à la terrible situation qui leur est faite par leur **isolement** dans les campagnes. L'auteur s'est proposé de répondre à la question que nous nous posons tous lorsque nous sommes en présence d'un accident, « que faire? » — Par la disposition méthodique de l'ouvrage toute personne sachant lire ne restera pas pendant une minute dans l'embarras. On ne saurait trop le féliciter d'avoir comblé une lacune des plus regrettables et tout homme de cœur sera heureux de trouver à la ferme voisine, à l'École, à la Mairie, au Château, un guide assuré dans toutes les circonstances qui compromettent subitement la vie humaine.

On lit dans le compte rendu du grand Concours international de 1888 :

« Le docteur Devoisins s'est proposé d'amener les habi-
« tants de la campagne à utiliser, pour le plus grand intérêt
« des blessés, tout le temps qui s'écoule **entre le moment**
« **de l'accident et l'arrivée du Médecin**; adepte con-
« vaincu des nouvelles méthodes antiseptiques, il rejette
« les médicaments surannés dans lesquels, hier encore, on
« voyait de véritables panacées. Sans quitter un seul instant
« le but pratique qu'il poursuit, il prend, dans la chirurgie
« microbienne, toutes les données immédiatement utilisa-
« bles. Son *Dictionnaire des premiers secours à donner en*
« *cas d'accident*, nouveau dans le fond et dans la forme,
« mis au courant d'année en année, deviendra le *vade-*
« *mecum* du cultivateur français et du colon algérien. »

———

Le livre que vient de publier la *Société d'Éditions scientifiques* est le *premier Dictionnaire* qui ait paru sur les secours
à donner en cas d'accident. Il diffère absolument de tous
les ouvrages écrits sur la matière jusqu'à ce jour, parce
qu'il s'adresse spécialement aux habitants des campagnes
et aussi parce qu'il met à la portée de tous les plus récentes
découvertes de la science. Écrit dans un style simple, clair
et précis, il peut répondre à l'infinie variété d'accidents qui
viennent frapper le travailleur. Dans une introduction assez
étendue, l'auteur étudie sommairement le corps humain,
il passe en revue les moyens de secours, c'est-à-dire les
médicaments qui doivent composer la *Pharmacie de la
ferme* telle qu'elle s'impose aujourd'hui après les travaux
de Pasteur; enfin, pour être complet, il donne au *cultivateur
devenu soldat* quelques conseils pratiques que les sombres
préoccupations de l'heure présente semblent suffisamment
justifier. On chercherait en vain dans les écrits sur les accidents une trace quelconque de ces importants chapitres.

Nous ne pourrions mieux faire pour donner une idée de
l'immense **utilité** de ce Dictionnaire que de citer au hasard
quelques articles :

Abeilles, guêpes, frelons, bourdons. — Alcoo-

lisme et ivresse. — Asphyxie des vendangeurs. — Ampoules. — Araignées. — Asphyxie par les fleurs, les feuilles et les fruits. — Asphyxie par la foudre. — Gaz des fosses à purin. — Blessures par les machines agricoles. — Champignons. — Tour de reins. — Foulures. — Fractures. — Hernies. — Accouchement imprévu. — Mort apparente des nouveau-nés. — Écrasement. — Entorses. — Accidents causés par les poisons vivants. — Accidents qui peuvent frapper les enfants à la campagne. — Rage. — Sangsues dans la gorge. — Vers. — Vipères. — Lait. — Scorpions. — Siguatera. — Hémorrhagies. — Arrêt du sang. — Respiration artificielle. — Soif des blessés. — Appel de secours. — Empoisonnement par un poison inconnu. — Douleur des blessés. — Transport des blessés. — Pansement antiseptique provisoire. — Épingles, échardes, hameçons dans la peau. — Vertiges. — Insolation. — Convulsions des enfants, etc., etc., etc.

Le livre écrit par le docteur Devoisins est avant tout un ouvrage de saine vulgarisation inspiré par un séjour de vingt années au milieu des populations rurales et par les malheurs que l'isolement entraîne à sa suite. C'est un bon livre et, ce qui vaut mieux encore, *c'est une bonne action.*

L'auteur du Dictionnaire des premiers secours en cas d'accident, poussé par son généreux dévouement aux populations rurales, a mérité une fois de plus les éloges qui lui ont été décernés publiquement dans des assemblées solennelles par M. le Docteur Lunier, de l'Académie de Médecine, et plus récemment encore par M. le Directeur de l'Assistance publique et de l'hygiène.

Le Dictionnaire des premiers secours forme un volume édité avec le plus grand soin.

Il suffit pour le recevoir d'envoyer un mandat-poste de **2 fr. 50**

A M. le Directeur de la Société d'Éditions scientifiques,
rue Antoine-Dubois, 4, PARIS.

POUR PARAITRE PROCHAINEMENT

PREMIÈRES NOTIONS

D'HYGIÈNE INFANTILE RURALE

Nouveau Manuel des Mères de Famille

A l'usage des Administrateurs, des Chefs d'Institution et des Habitants de la Campagne

Par le Dr DEVOISINS

Officier d'Académie, Chevalier du Mérite agricole,
Médecin-Inspecteur et Lauréat de la Société protectrice de l'Enfance.

Adresser toutes les demandes

A Monsieur le Directeur de la Société d'Éditions scientifiques

4, rue Antoine-Dubois, Paris.

Coulommiers. — Imp. P. Brodard et Gallois. — 4-00

www.ingramcontent.com/pod-product-compliance
Lightning Source LLC
LaVergne TN
LVHW020113060726
842526LV00004B/1102